Nursing BUSINESS

チームケア時代を拓く
看護マネジメント力UPマガジン

2025年春季増刊

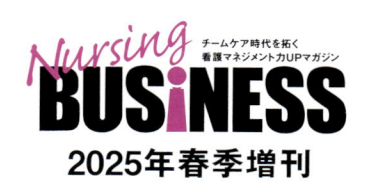

病棟マネジメントに役立つ

「患者」と「スタッフ」を支える

制度 やさしく 解説BOOK

社会保険制度・キャリア支援制度・健康支援制度

各種制度の基本を押さえることで、患者・スタッフの信頼につながる対応ができる！

看護師・社会保険労務士　**根岸 有**
サイノツノ社会保険労務士事務所 代表・社会保険労務士　**福田憲行**　［著］
福島通子社会保険労務士事務所 代表　**福島通子**
一般社団法人患者家計サポート協会 看護師 FP®　**黒田ちはる**

メディカ出版

はじめに

　医療・看護をとりまく「制度」にはさまざまなものが存在します。中でも患者の生活やスタッフの働き方・健康に直結する制度は、マネジメントを担う看護管理者にとって押さえておきたい必須の知識といえます。

　本増刊では大きく「社会保険制度」「キャリア支援制度」「健康支援制度」を取り上げ、各制度がどのような目的のもとに存在し、どのような内容なのか、また現場で看護管理者としてこれらの制度をどう活用すればよいのかについて解説しています。解説は文章だけでなく、日常発生し得る現場の一場面を描いた３コマ漫画や、制度の理解を深めるためのＱ＆Ａに加え、図表を交えて理解が進むように工夫しました。

　看護管理者としては、これらの制度について当然専門家ほどの知識を求められるわけではありませんし、紙幅も限られていることから、とくに社会保険制度においてはすべてを網羅的に解説する方針はとりませんでした。あくまで各制度の概要をつかんでいただくことに重点を置き、あえて厳密な説明を省いている箇所もあります。しかしそれでも看護管理者としては専門外の分野でしょうから、初めて得る知識も多く、すべてを覚えたり理解したりするのはなかなか大変だと思います。

　ただ、これらの制度はスタッフや、患者とその家族から日常的に受ける相談と密接に関係しています。よって、これらの相談を最終的には専門家や専門部署につなぐにせよ、いったん自分に向けられた相談としてしっかりと受け止められるように「制度の概要を知っておこう、そのために学んでおこう」という気持ちで読んでいただけたらと思います。

　本増刊を読まれた看護管理者の皆さんが、何か一つでも学びや気づきを得られ、それをきっかけとして改善したいこと、やってみたいこと、取り組めそうなことに向けて最初の一歩を踏み出すためのお役に立てるならば、筆者としてこれ以上の喜びはありません。

　2025 年 2 月

著者を代表して
根岸 有・福田憲行

ナーシングビジネス 2025 年春季増刊

CONTENTS

はじめに 3
執筆者一覧 6

第1章 看護管理者が「制度」を学ぶ意義 7

1 制度に対する理解が円滑な業務運営につながる 8

第2章 患者とスタッフを支える社会保険制度 13

1 社会保険とは 14
2 医療保険 健康保険 19
3 医療保険 国民健康保険 48
4 医療保険 後期高齢者医療制度 55
5 雇用保険 61
6 労災保険 86

第3章	キャリア設計に活かす支援制度	107
1	育児と仕事の両立支援制度	108
2	介護と仕事の両立支援制度	128

第4章	スタッフを守る！職場の健康支援制度	151
1	ストレスチェック制度と健康診断	152
2	ストレスチェック制度と健康診断 Q&A	159
3	パワーハラスメントに関する制度	167

索引		174

本増刊内の制度に関する情報は 2024 年 12 月時点のものです。
最新の情報は各機関のウェブサイトなどでご確認ください。

〚 執筆者一覧 〛

執筆者(掲載順)

根岸　有
看護師・社会保険労務士 ……………………………………………【第1章、第2章 -1～6、第3章 -1～2】

福田　憲行
サイノツノ社会保険労務士事務所　代表・社会保険労務士…………【第1章、第2章 -1～6、第3章 -1～2】

黒田　ちはる
一般社団法人患者家計サポート協会　看護師FP® ……………………【第1章、第2章 -1～6、第3章 -1～2】

福島　通子
福島通子社会保険労務士事務所　代表 ………………………………………………………………【第4章】

第1章

看護管理者が「制度」を学ぶ意義

1 制度に対する理解が円滑な業務運営につながる

看護師・社会保険労務士　**根岸 有**
サイノツノ社会保険労務士事務所 代表・社会保険労務士　**福田 憲行**
一般社団法人患者家計サポート協会 看護師 FP®　**黒田 ちはる**

- 看護管理者が、患者やスタッフ、他職種と信頼関係を構築できていれば、よりスムーズで適切な医療・看護の提供が可能となる
- 看護管理者が「社会保険制度」「育児・介護と仕事の両立支援制度」「職場の健康支援制度」の知識を持っておくことで、信頼につながる対応ができる

日々の相談対応が信頼関係を醸成する

　看護管理者の皆さんにとって、患者や職場のスタッフ、他職種との信頼関係がベースにあると、よりスムーズに適切な医療・看護が提供できることと思います。ただ、信頼というものは一朝一夕に獲得できるものではなく、日々の何気ないやり取りの積み重ねの中で醸成されていくものといえるでしょう。

　たとえば看護管理者の皆さんは、患者やスタッフ、他職種からのさまざまな相談に日々対応されていることと思います。その中で、一例として自身の専門外であることを聞かれた際に、「それは○○の部署に聞いたほうがよいかもしれません」と返答するのは簡単です。しかし、最初からそのように対応するのはではなく、自分に向けられた相談としていったん受け止めて、専門家や関係部署につなぐ際に確認しておいたほうがよいことを相談相手からヒアリングしておき、また、看護管理者という立場上、自身が持っている情報とあわせて必要十分な情報を専門家や関係部署に提供してつなぐことができれば、相談者や専門家、関係部署からの信頼を得る

ことができます。それは結果的に、より良い医療・看護を提供することにつながるはずです。

　前置きが長くなりましたが、本誌で解説する「社会保険制度」「育児・介護と仕事の両立支援制度」「職場の健康支援制度」は、看護管理者として、スタッフや患者とその家族から日常的に受ける相談とも密接に関係しています。

　たとえば、次のような相談を受けたことはないでしょうか。

「ケガをしてしまい、2 週間安静にするようにとの診断書が出ました。休んだ分、給料が出なくなると生活が厳しくなってしまうのですが、どうすればよいでしょうか」

　仕事以外の原因で病気になったりケガをしたりして仕事を休まなければならなくなった場合、この質問のように経済的な不安が発生することもあるでしょう。勤務できず給料が減額されたり支払われなくなった際には、会社で健康保険に加入して働いている人であれば、一定の要件を満たせば健康保険から「傷病手当金」が支給されます。その健康保険の加入対象となる要件や、傷病手当金の通算支給期間はご存知でしょうか。

　なお、傷病手当金は、国民健康保険法では任意の給付とされており、市町村（特別区を含む）の国民健康保険では、条例の定めがない限り支給がないことに注意が必要です（ただし例外として、直近では期間限定で新型コロナウイルス感染症の感染に限定した傷病手当金の支給を条例で定め、一定の条件を満たせば支給するケースもありました）。

　また、現場の看護師が、傷病手当金が支給されないケースの患者に対して受給可能と説明し、トラブルになった事例もありました。こういった場合、医療ソーシャルワーカーなどに対応を任せることになると思いますが、患者の置かれている状況を理解し、相談内容を把握して適切な相談窓口へつなげるためにも、現場の責任者である看護管理者には社会保険の知識が必須だといえます。

よくある相談事項

それではここで、よくある相談事項のいくつかを紹介しましょう。

▷ **キャリアアップのため、社会福祉士の資格取得の講座を受講したいと思っているのですが、費用がかかるので迷っています**

雇用保険に加入していて、一定の要件を満たしており、一定の講座であれば、「教育訓練給付」を受給できる可能性があります（詳細は第2章-5「雇用保険」へ）。

▷ **せん妄状態の患者から暴力を受けてケガをしてしまいました**

労災保険制度では、労働者が、業務が原因でまたは通勤途中に災害に遭い、負傷した場合または病気にかかった場合は、全国の労災病院や労災保険指定医療機関を受診することで、原則窓口での自己負担なく、無償で治療を受けることができます（詳細は第2章-6「労災保険」へ）。

業務中に患者からの暴力でスタッフがケガを負い、受診して診察を受ける際は、労災による受診であることを伝えなければなりませんが、当のスタッフは精神的なダメージなどからそのような余裕がない場合もあります。具体的な労災の手続きは人事労務関係の担当部署や顧問契約をしている社会保険労務士に任せるにせよ、当事者に代わって現場のスタッフや上司が、受診先の病院や手続きを担当する関係者に必要な情報を伝えることが求められます。

▷ **妻が妊娠しました。「産後パパ育休」というものがあると聞いたことがありますが、男性でも育休は取れますか？**

育児・介護休業法により、（配偶者の）妊娠を申し出た人に対しては、個別に自施設の育休・産後パパ育休の制度、育休・産後パパ育休を取得する場合の申し出先、育児休業給付について、育休中・産後パパ育休中の社会保険料の免除について説明し、取得の意向を確認する義務があります。産後の女性の死因の1位が自殺であることを考えると、産後に男性が育休を取得してサポートすることの重要性は大きいといえます（詳細は第3章-1「育児と仕事の両立支援制度」へ）。

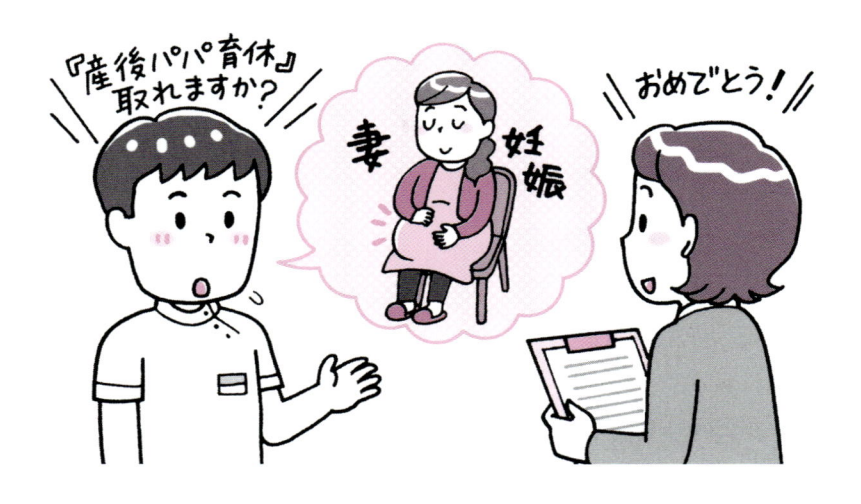

▷ **父の介護が必要になってしまったので介護休業を取得したいのですが、93日しか**
ないので、その後は退職するしかないと思っています

　介護休業期間は、介護に専念するだけでなく、介護と仕事を両立するための環境
を整える期間でもあります。地域包括支援センターの存在を伝え、決して一人で抱
え込まずに相談することを勧めてください。また、職場としても介護と仕事の両立
を支援する姿勢を示すことが重要です（詳細は第3章-2「介護と仕事の両立支援制
度」へ）。

　いかがでしたか？　皆さんはすべての相談事項に答えることができたでしょうか。
　たとえば、すぐには回復の見通しが立たない人に対して、傷病手当金が同じ病気
に対して通算して最大1年6カ月まで支給されることを伝えることができれば、あ
る程度の安心感を与えることができるでしょう。また、一定の雇用保険加入者に
は、資格取得のための一定の講座に対して教育訓練給付という制度があること、業
務中の災害には原則として労災保険が適用されること、男性が育休を取得すること
の意味や取得が必要な背景を理解していること、介護休業が介護と仕事の両立を図
るための休業で、相談先は地域包括支援センターであることなど、それぞれの相談
に対して専門家ほどの知識はなくても、看護管理者が各制度の概要やポイントを押

さえておくことで、日常の相談に対応できる場面が多くあります。結果、相談者が「相談してよかった」と思える、つまり信頼につながる対応ができるといえます。

　また、各制度の概要やポイントを押さえたうえで、相談者から必要事項をヒアリングし、その内容を場合によっては専門家や関係部署につなぐ際は、決められた連絡様式に記載してつなぐ、または看護管理者、本人、関係部署の三者で面談して情報共有し、面談結果を記録しておくなどの対応を行うとよいでしょう。筆者のような社会保険労務士の立場としては、こうした記録がしっかり書き残されていると状況がより詳細に把握でき、結果として手続きをスムーズに進めることができます。手続きが円滑に進められることは、当事者が必要なときにスムーズに給付などを受けられることにもつながり、関係したスタッフや看護管理者間の信頼を高めることにもなるでしょう。

知識を身につけることのメリット

　一方、このような社会保険制度などの理解が不十分なために、業務運営に悩む看護管理者も多いのではないかと想像します。そこで社会保険制度の基本概念や、最近の制度変更がどのように看護現場に影響を与えているかについて、第2章から解説していきます。

　実際、看護の現場で働く多くの人が社会保険制度をしっかりと理解することで、業務がスムーズに進むようになった事例もあります。知識を得ることで、より効率的な業務遂行やワーク・ライフ・バランスの向上も期待できるでしょう。

　また、看護管理者自身としても、病気、ケガ、出産、介護、退職など、働くうえでさまざまなライフステージがあり、それぞれのステージで自分がどの社会保険の被保険者となり、どのくらいの保険料を支払い、そしてどのような給付を受けられるのかを把握することは必要であり、その知識は必ず役立ちます。

第2章

患者とスタッフを支える社会保険制度

1 社会保険とは

看護師・社会保険労務士　**根岸 有**
サイノツノ社会保険労務士事務所 代表・社会保険労務士　**福田 憲行**
一般社団法人患者家計サポート協会 看護師 FP®　**黒田 ちはる**

- 社会保険とは、病気やケガ、失業などのさまざまなリスクに備える、原則、強制加入の公的な保険のこと
- 社会保険には、医療保険・年金保険・介護保険・雇用保険・労災保険の5つがある
- 社会保険を運営する主体を「保険者」、それぞれの社会保険に加入し保険給付の対象となる者を「被保険者」という

社会保険の概要と種類

　社会保険とは、生きていくうえで誰もが直面する可能性のある病気やケガ、失業などのさまざまなリスクに備える公的な保険です。人々が保険料を出し合い、実際にリスクに直面した人には必要なお金やサービスが支給されます。

　現在、日本の社会保険には「医療保険」「年金保険」「介護保険」「雇用保険」「労災保険（労働者災害補償保険）」の5つがあり、これは「広義の社会保険」とも呼ばれます。そのうち医療保険、年金保険、介護保険を「狭義の社会保険」といい、雇用保険、労災保険は合わせて「労働保険」といいます（**図1**）。

　国などが運営するこれらの公的保険は原則として強制加入です。一方、保険会社が運営する民間保険は希望者が任意で加入するものとなります。

| 社会保険（広義） ||
| 社会保険（狭義）
医療保険　年金保険　介護保険 | 労働保険
雇用保険　労災保険 |

図1　社会保険の種類

5つの社会保険

　5つの社会保険について簡単に説明します。図で示すと**図2**のようになります。

1. 病気やケガに備える「医療保険」

　医療保険には「被用者保険（健康保険・船員保険・共済組合）」「国民健康保険」「後期高齢者医療制度」があります（詳細は第 2 章-2「健康保険」へ）。

　医療保険は、治療費や薬代などの医療費の自己負担額を軽くしてくれ、窓口で支払う自己負担分は原則 3 割です。たとえば 3,000 円の医療費がかかった場合、そのうちの 3 割の 900 円が自己負担額となります。

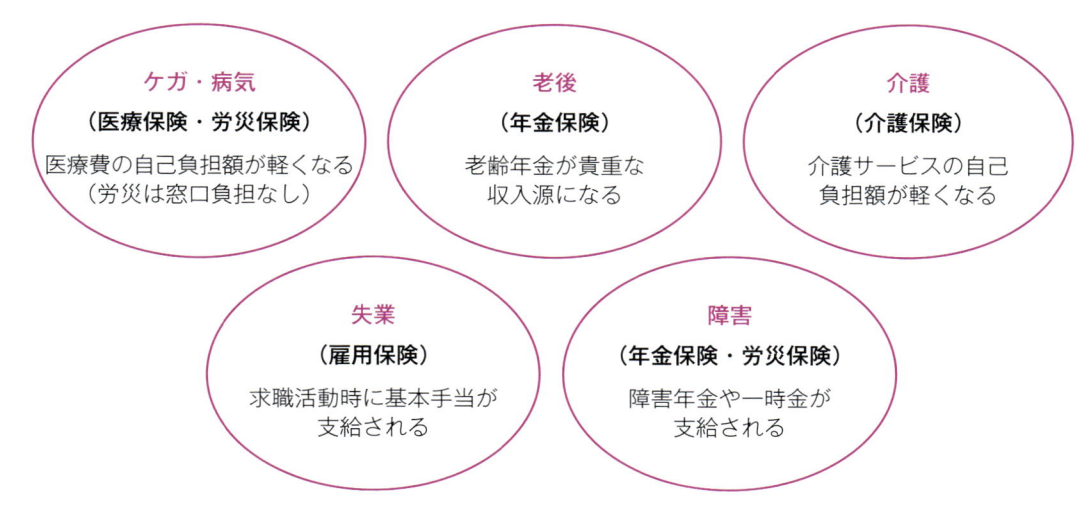

図2　さまざまなリスクに対応する 5 つの社会保険

2. 老後や障害を負ったときなどに備える「年金保険」

年金保険には、20歳以上60歳未満のすべての人が加入する「国民年金（基礎年金）」と、会社員・公務員が加入する「厚生年金保険」があります。

原則、65歳になると「老齢年金」がもらえます。老後に働く時間を短くしたり働くことをやめたりし、収入が減ったりなくなったりした際の貴重な収入源となります。そのほか、病気やケガで生活や仕事などが制限されるようになった場合は、65歳になる前であっても「障害年金」を受け取ることができ、また、一家の働き手が亡くなったときには、その人によって生計を維持されていた遺族には「遺族年金」が支給されます。

3. 介護が必要になったときに備える「介護保険」

要介護・要支援状態となった場合は、介護サービス・介護予防サービスを原則1割（所得により2〜3割）の自己負担額で利用できます。たとえば4,000円の介護サービスを利用した場合、そのうちの1割の400円が自己負担額となります。

4. 失業に備える「雇用保険」

職を失ったときに求職活動をしている人には、一定期間、「基本手当」が支給されます。また、育児休業や介護休業を取得した際には、「育児休業給付金」や「介護休業給付金」が雇用保険から支給されます。さらに、一定の教育訓練を受講・修了した人に、その費用の一部を支給する「教育訓練給付金」があります。

5. 仕事上のケガや病気に備える「労災保険」

仕事や通勤が原因でケガをしたり病気になったときに労災病院や労災保険指定医療機関を受診することで、原則窓口での自己負担なく、無償で治療を受けることができます。また、仕事や通勤が原因の傷病療養のために働くことができず賃金を受けられない場合や、障害が残った場合、介護を受ける場合、死亡した場合などにも労災保険から保険給付があります。

保険者と被保険者

社会保険を運営する主体を「保険者」、それぞれの社会保険に加入し保険給付の対象となる者を「被保険者」といいます。各社会保険の保険者は**表1**の通りです。

医療保険については、健康保険は**「全国健康保険協会および健康保険組合が保険者である」**と「健康保険法」第4条で定められています。一方、国民健康保険は**「都道府県は市町村（特別区を含む）とともに行うものとする。また、国民健康保険組合は国民健康保険を行うことができる」**と「国民健康保険法」第3条で定められています。そして後期高齢者医療制度は、「高齢者の医療の確保に関する法律」第48条で定められている、都道府県単位で全市区町村が加入する「後期高齢者医療広域連合」が運営主体となっています。

年金保険は、厚生年金保険・国民年金ともに**「政府が管掌する」**と、「厚生年金保険法」第2条と「国民年金法」第2条にそれぞれ定められています。同様に、雇用保険は「雇用保険法」第2条で、労災保険は「労働者災害補償保険法」第2条で**「政府が管掌する」**と定められています。ちなみに「管掌」とは、「自分の管轄の職務として責任をもって取り扱うこと」を意味します。介護保険は、**「市町村および特別区が介護保険を行う」**と「介護保険法」第3条に定められています。

これらの公的な運営主体が責任をもって制度設計・運営をすることで国民皆保

表1 各社会保険の保険者

社会保険		保険者（運営主体）
医療保険	健康保険	全国健康保険協会および健康保険組合
	国民健康保険	都道府県および市町村（特別区を含む）、国民健康保険組合
	後期高齢者医療制度	後期高齢者医療広域連合
年金保険	厚生年金保険	政府
	国民年金	政府
介護保険		市町村および特別区
雇用保険		政府
労災保険		政府

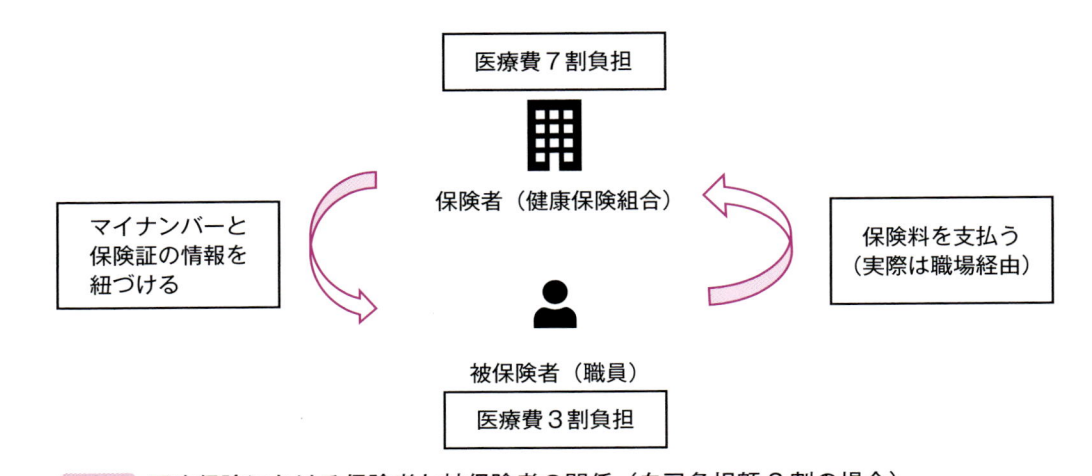

図3　医療保険における保険者と被保険者の関係（自己負担額３割の場合）

図内:
医療費７割負担
保険者（健康保険組合）
マイナンバーと保険証の情報を紐づける
保険料を支払う（実際は職場経由）
被保険者（職員）
医療費３割負担

険・国民皆年金を実現し、必要なときに給付を受けられる仕組みになっています。

保険者と被保険者の関係

　保険者と被保険者の関係を医療保険を例に、簡単に説明します。たとえば病院が加入する健康保険組合に職員が加入すると、保険者である健康保険組合は、マイナンバーと健康保険被保険者の資格情報を紐づけします。被保険者である職員は保険者に対して健康保険料を支払います（事業主と折半して支払うケースが多い）。そして被保険者である職員が病気やケガをし、健康保険被保険者証としての利用登録が済んでいるマイナンバーカード（マイナ保険証）を持参し医療機関を受診した場合、通常は３割の自己負担額を支払います。残りの７割は保険者である健康保険組合が負担します（**図3**）。なお、2025年12月1日までは、すでに発行されている被保険者証（保険証）も使えます。また、2024年12月2日以降は、希望により発行される「資格確認書」でも受診できます。

　本稿では社会保険の概要を説明しました。ここから第２章においては、医療保険の健康保険・国民健康保険・後期高齢者医療制度を順に解説し、さらに雇用保険、労災保険を解説していきます。介護保険については、第３章-2「介護と仕事の両立支援制度」の中で解説します。年金保険の解説は、本誌では割愛しています。

2 医療保険

健康保険

看護師・社会保険労務士　**根岸 有**
サイノツノ社会保険労務士事務所 代表・社会保険労務士　**福田 憲行**
一般社団法人患者家計サポート協会 看護師 FP®　**黒田 ちはる**

- 健康保険では、業務や通勤による災害以外の病気やケガ、死亡したときや出産したときに保険給付が行われる
- 健康保険は、株式会社などの法人の会社であれば、事業所単位で強制的に適用される
- 健康保険の適用事業所で働くフルタイム労働者は被保険者となる。パート・アルバイトは"一定の要件"を満たす場合に被保険者となる
- 健康保険では、被保険者本人だけでなく一定の被扶養者に対しても、一定の保険給付が被保険者に対して行われる

公的な医療保険の種類

　公的な医療保険にはいくつかの種類があります。大きく分けると、会社員や公務員が勤務先に応じて加入する「被用者保険」、自営業者などが加入する「国民健康保険」、75歳以上の人などが加入する「後期高齢者医療制度」となります。

被用者保険

　被用者保険は、「健康保険」「船員保険」「共済組合」の3つに分けられます（次ページ図1）。健康保険には、主に大企業の従業員とその扶養家族が加入し「健康保険組合」が運営する「組合管掌健康保険」と、そのほかの中小企業などの

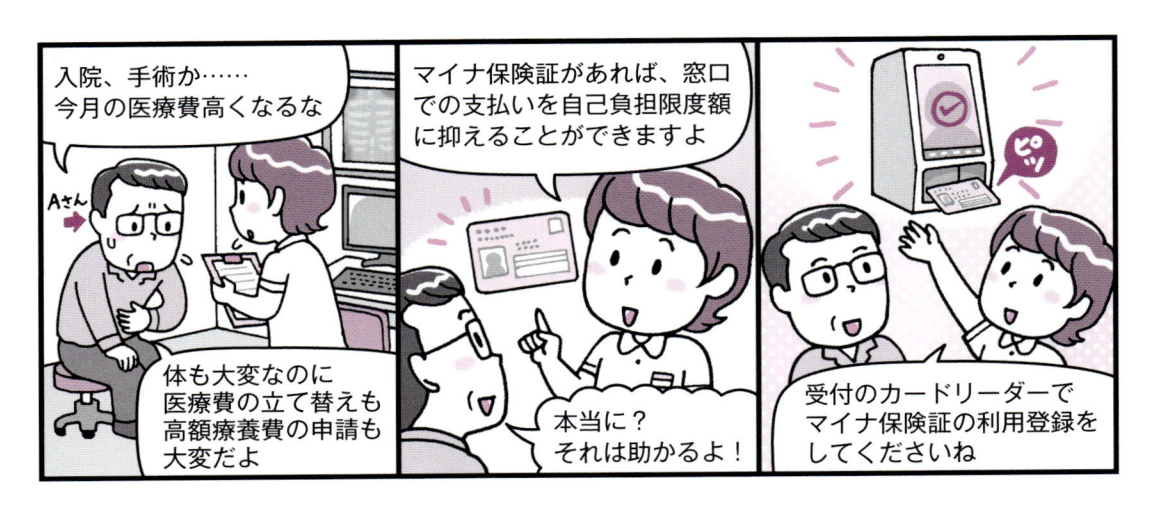

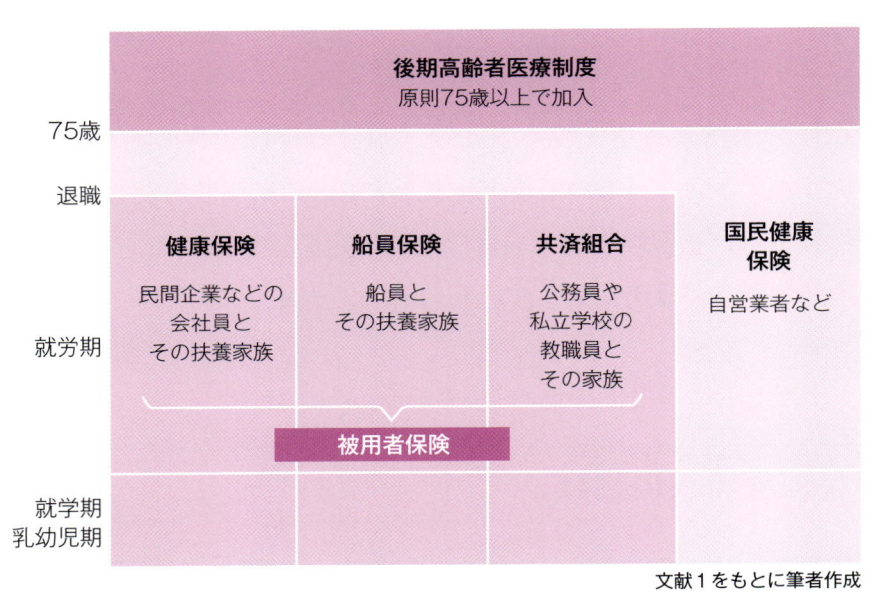

文献1をもとに筆者作成

図1 公的な医療保険と被用者保険の種類

従業員とその扶養家族が加入し「全国健康保険協会」が運営する「全国健康保険協会管掌健康保険」（協会けんぽ）の2つがあります。

国民健康保険

　自営業者とその家族、年金生活者のほか、パート・アルバイトなどの非正規雇用

者で被用者保険に加入していない人など、日本国内に住所を有する 75 歳未満でほかの医療保険制度に加入していない人が加入します。

後期高齢者医療制度

75 歳以上、または 65 歳から 74 歳までで一定の障害の状態にあると後期高齢者医療広域連合から認定を受けた高齢者が加入する医療保険です。

本稿では、被用者保険のうち、民間企業などの会社員、つまり医療機関などに勤務する皆さんが加入する「健康保険」について解説します。国民健康保険については第 2 章-3（48 ページ）で、後期高齢者医療制度については第 2 章-4（55 ページ）で解説しています。

健康保険の目的

「健康保険法」の第 1 条には、「**この法律は、労働者またはその被扶養者の業務災害以外の疾病、負傷もしくは死亡または出産に関して保険給付を行い、もって国民の生活の安定と福祉の向上に寄与することを目的とする**」とあります。また、同法第 55 条には、「**労働者災害補償保険法（以下、労災保険法）で健康保険の保険給付に相当する給付を受けることができる場合には、健康保険の保険給付は行わな**

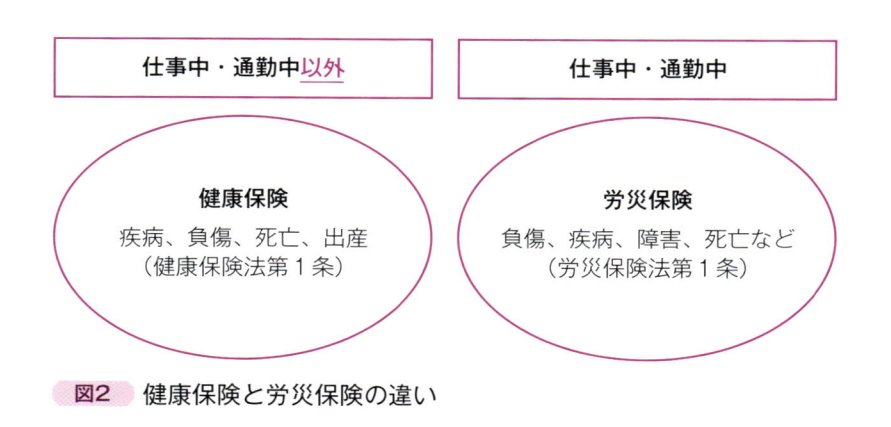

図2　健康保険と労災保険の違い

い」といった趣旨のことが書かれています。

　つまり健康保険では、業務や通勤による災害以外の病気やケガ、もしくは死亡したときや出産したときに保険給付を行います。仕事中や通勤途中に負った病気やケガの治療を受ける際には、健康保険を利用するのではなく、必ず労働者災害補償保険（以下、労災保険）の手続きを行う必要があります（前ページ図2）。

> **Q　労働災害（以下、労災）に遭いましたが、健康保険で治療を受けてもいいですか？**
>
> **A**　傷病の程度が軽いものであれば、労災保険の手続きが面倒だからと健康保険を利用したくなるかもしれません。しかし説明した通り、業務や通勤による災害は健康保険の対象外です。また、労災保険を使わずに健康保険を使うことは、そのような意図がなくても「労災を隠そうとしている」と疑われかねません。さらに、労災保険では治療に要した費用の自己負担はありませんが、健康保険では原則3割負担しなければなりません。看護管理者は被害に遭った人を守るためにも、労災病院や労災保険指定医療機関で、労災保険で治療を受けるように指導しましょう。

健康保険の適用事業所

　健康保険は、株式会社などの法人の会社であれば、事業所単位で強制的に適用されます。法人ではなく個人経営の場合でも常に5人以上の労働者がいれば、強制的に適用されます。疾病の治療、助産その他の医療の事業（いわゆるクリニックや助産院など）も例外ではありません。一方、個人経営の一部の業種では常に5人以上の労働者がいても適用にならず、任意で適用になる業種があります。たとえば飲食店や理・美容業などです。

健康保険の被保険者

　健康保険の適用事業所で働いている人たちは、全員、健康保険の被保険者となるのでしょうか。まず、75歳以上の人は、後期高齢者医療制度に加入するため被保険者にはなりません。次に、75歳未満のいわゆる正社員などのフルタイムで働く人たちは被保険者となりますが、パート・アルバイトの人は、"一定の要件"を満たす場合に被保険者となります。その一定の要件とは、1週間の「所定労働時間」および1カ月の「所定労働日数」が常時雇用者（フルタイムの人）の4分の3以上である場合です。ちなみに「所定労働時間」とは、会社の規則や雇用契約書で決められた労働時間から休憩時間を除いた始業時間から終業時間までの時間を指します。「所定労働日数」とは、会社の規則や雇用契約書で決められた労働日数を指します。

　また、4分の3に満たない場合でも、次のいずれの要件にも該当する人は適用対象となります。

・被保険者数51人以上の企業で働いていること
・1週間の所定労働時間が20時間以上であること
・所定内賃金の月額が8万8,000円以上であること
・2カ月を超える雇用の見込みがあること
・学生でないこと

健康保険料

　健康保険料は事業主と被保険者が折半して保険者に支払います。健康保険料を支払うことで、保険医療機関を受診する際には、3割などの一部負担金のみで治療などを受けることができます。では各人が支払う健康保険料の金額は、どのように決められているのでしょうか。

報酬とは

まずはじめに、健康保険法では賃金のことを「報酬」と表現します。より正確には、賃金、給料、手当などの名称を問わず、労働の対償として支給されるすべてのものを「報酬」と定義しています。ただし、結婚手当などの臨時に支給されるものは除きます。また、3カ月を超える期間ごとに支給されるものも除きます。賞与は、夏季・冬季の年2回、もしくは年度末も加えた年3回支給する会社が一般的であり、「3カ月を超える期間ごとに支払われる賃金」になるため、報酬からは除外されます。

標準報酬月額とは

ひと月にもらう報酬を「報酬月額」といい、健康保険料を算出するもとになる数字を「標準報酬月額」といいます。後述する「傷病手当金」や「出産手当金」の支給額を計算する際にも使用します。

標準報酬月額とは報酬月額を等級に分けて表したものです。健康保険では等級を1～50（厚生年金保険では1～32）に区分し、それぞれに標準報酬月額が設定されています。なお、協会けんぽのウェブサイトでは、都道府県別に、保険料率、各等級の標準報酬月額に対応する保険料の額や事業主との折半額などを「保険料額表」として毎年公表しています[2]。

報酬にかかる健康保険料

標準報酬月額に「健康保険料率」を掛けたものが健康保険料になります。

> 報酬にかかる健康保険料＝標準報酬月額×健康保険料率

健康保険料率は保険者ごとに異なり、さらに全国健康保険協会の場合は各都道府県でも異なります。2024年度は10％前後となっています。たとえば東京支部の2024年3月（4月納付）分からの健康保険料率は9.98％です。この健康保険料

率は毎年改定されます。

　ここで例を提示します。東京都の病院に、4 月に新人看護師の A さんと B さんが入職しました。4 月の給料は A さんが住宅手当と交通費込みで 23 万円、B さんは住宅手当と交通費なしで 20 万円です。東京都の協会けんぽの保険料額表[3] にあてはめると、A さんは「報酬月額」が 23 万円なので「標準報酬月額」は 19 等級の24 万円、B さんは「報酬月額」が 20 万円なので「標準報酬月額」は 17 等級の20 万円になります。そしてそれぞれの標準報酬月額に健康保険料率 9.98% を掛けると、A さんは 2 万 3,952 円、B さんは 1 万 9,960 円になります。この額を事業主と被保険者が折半するため、A さんが支払う健康保険料は 1 万 1,976 円、B さんが支払う健康保険料は 9,980 円となります（図 3）。この健康保険料は、事業主が事業主分と被保険者分をまとめて毎月支払います。

　ここでは参考までに計算式を示しましたが、保険料額表（次ページ図 4）には各等級ごとの健康保険料も明示されており、自身の健康保険料が一目でわかります。なお、40 歳になると介護保険の第 2 号被保険者に該当するため（次ページ図 4 ★）、「介護保険料」も支払うことになります。

新人看護師Aさん（22歳）

・4月の給料：23万円（住宅手当、交通費込み）

・健康保険料の額：1万1,976円

計算式：
標準報酬月額24万円×保険料率9.98%＝2万3,952円
2万3,952円÷2（事業主と折半）＝1万1,976円

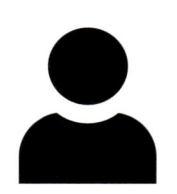

新人看護師Bさん（21歳）

・4月の給料：20万円

・健康保険料の額：9,980円

計算式：
標準報酬月額20万円×保険料率9.98%＝1万9,960円
1万9,960円÷2（事業主と折半）＝9,980円

図3　健康保険料の計算例

（東京都）

| 標準報酬 | | 報酬月額 | | 全国健康保険協会管掌健康保険料 | | | |
| 等級 | 月額 | | | 介護保険第2号被保険者に該当しない場合 9.98% | | 介護保険第2号被保険者に該当する場合 ★ 11.58% | |
		円以上	円未満	全額	折半額	全額	折半額
1	58,000	～	63,000	5,788.4	2,894.2	6,716.4	3,358.2
2	68,000	63,000 ～	73,000	6,786.4	3,393.2	7,874.4	3,937.2
3	78,000	73,000 ～	83,000	7,784.4	3,892.2	9,032.4	4,516.2
4(1)	88,000	83,000 ～	93,000	8,782.4	4,391.2	10,190.4	5,095.2
5(2)	98,000	93,000 ～	101,000	9,780.4	4,890.2	11,348.4	5,674.2
6(3)	104,000	101,000 ～	107,000	10,379.2	5,189.6	12,043.2	6,021.6
7(4)	110,000	107,000 ～	114,000	10,978.0	5,489.0	12,738.0	6,369.0
8(5)	118,000	114,000 ～	122,000	11,776.4	5,888.2	13,664.4	6,832.2
9(6)	126,000	122,000 ～	130,000	12,574.8	6,287.4	14,590.8	7,295.4
10(7)	134,000	130,000 ～	138,000		6,686.6	15,517.2	7,758.6
11(8)	142,000	138,000 ～	146,000		7,085.8		221.8
12(9)	150,000	146,000 ～	155,000		7,485.0		685.0
13(10)	160,000	155,000 ～	165,000	15,968.0	7,984.0	18,528.0	9,264.0
14(11)	170,000	165,000 ～	175,000	16,966.0	8,483.0	19,686.0	9,843.0
15(12)	180,000	175,000 ～	185,000	17,964.0	8,982.0	20,844.0	10,422.0
16(13)	190,000	185,000 ～	195,000	18,962.0	9,481.0	22,002.0	11,001.0
17(14)	200,000	195,000 ～	210,000	19,960.0	9,980.0	23,160.0	11,580.0
18(15)	220,000	210,000 ～	230,000	21,956.0	10,978.0	25,476.0	12,738.0
19(16)	240,000	230,000 ～	250,000	23,952.0	11,976.0	27,792.0	13,896.0
20(17)	260,000	250,000 ～	270,000	25,948.0	12,974.0	30,108.0	15,054.0
21(18)	280,000	270,000 ～	290,000	27,944.0	13,972.0	32,424.0	16,212.0
22(19)	300,000	290,000 ～	310,000	29,940.0	14,970.0	34,740.0	17,370.0
23(20)	320,000	310,000 ～	330,000	15,968.0			3,528.0
24(21)	340,000	330,000 ～	350,000		16,966.0		9,686.0
25(22)	360,000	350,000 ～	370,000		17,964.0	41,688.0	20,844.0
26(23)	380,000	370,000 ～	395,000		18,962.0	44,004.0	22,002.0
27(24)	410,000	395,000 ～	425,000	40,918.0	20,459.0	47,478.0	23,739.0
28(25)	440,000	425,000 ～	455,000	43,912.0	21,956.0	50,952.0	25,476.0
29(26)	470,000	455,000 ～	485,000	46,906.0	23,453.0	54,426.0	27,213.0
30(27)	500,000	485,000 ～	515,000	49,900.0	24,950.0	57,900.0	28,950.0
31(28)	530,000	515,000 ～	545,000	52,894.0	26,447.0	61,374.0	30,687.0

Bさんの等級と標準報酬月額
Bさんの健康保険料
Aさんの等級と標準報酬月額
Aさんの健康保険料

文献3から抜粋、筆者加筆

図4 保険料額表におけるAさんとBさんの健康保険料

標準報酬月額の決め方と決定・改定時期

　健康保険料を算出するもととなる標準報酬月額は、毎月の報酬（基本給、残業代、手当など）額に応じて毎月変動するのではなく、決まった時期に決定します。その標準報酬月額を決定・改定するタイミングは**表1**の5つがあります。決まった標準報酬月額は毎月適用され、**表1**で説明しているタイミングまで同じ標準報酬月額が適用されます。

　残業時間や夜勤回数などで毎月の給料が変動する人も多くいると思いますが、

表1　標準報酬月額を決定・改定する 5 つの時期

名称	標準報酬月額の決定・改定時期
資格取得時決定	健康保険の資格を取得したとき（入社時など）に決定
定時決定	毎年 9 月に決定
随時改定	固定的賃金が変動して 2 等級以上、等級が変わると見込まれるときに改定
育児休業等終了時改定	育児休業および育児休業に準ずる休業が終了したときに、被保険者の申し出により改定
産前産後休業終了時改定	産前産後休業が終了したときに、被保険者の申し出により改定

表2　賞与にかかる健康保険料の計算例

> X さんの 12 月の賞与：30 万 4,567 円
> 標準賞与額：30 万 4,000 円
> 標準賞与額 30 万 4,000 円×保険料率 9.98％＝ 3 万 339.2 円
> 3 万 339.2 円÷ 2 （事業主と折半）＝ **健康保険料 1 万 5,170 円**[※]

※ 50 銭（0.5 円）以下は切り捨て、50 銭を超える場合は 1 円に切り上げとなる

表 1 の 5 つの決定・改定がない限り標準報酬月額は変わらないため、健康保険料率が変わらない限り、報酬にかかる健康保険料は変わりません。

賞与にかかる健康保険料

　健康保険における「賞与」の定義は、賃金、給料、俸給、手当など、いかなる名称であるかを問わず、3 カ月を超える期間ごとに労働の対償として支給されるすべてのものをいいます。この賞与についても、標準報酬月額をもとに計算される月々の健康保険料とは別に健康保険料を支払う必要があります。

　賞与に対する健康保険料ですが、まず賞与の額から 1,000 円未満を切り捨てた額を「標準賞与額」といいます。これに健康保険料率を掛けて計算します。

> 賞与にかかる健康保険料＝標準賞与額×健康保険料率

計算例を**表2**に示します。この標準賞与額には上限があり、毎年4月1日から翌年3月31日までの年間累計額で573万円になります。

介護保険料

　40歳以上65歳未満の人は「介護保険第2号被保険者」となり、介護保険料が健康保険の保険料と一体的に徴収されます。介護保険料の計算式は次の通りです。

> 報酬にかかる介護保険料＝標準報酬月額×介護保険料率

> 賞与にかかる介護保険料＝標準賞与額×介護保険料率

　この計算式の介護保険料率は保険者（各健康保険組合、協会けんぽ）ごとに異なります。協会けんぽの介護保険料率は、2024年3月（4月納付）分から全国一律1.60%です。なお、介護保険料率も健康保険料率と同様に毎年改定されます。

Q　**4月に残業すると健康保険料で損をすると聞きました。どうしてですか？**

A　月々の報酬にかかる健康保険料の計算のもとになる標準報酬月額は、原則として4月、5月、6月の3カ月の報酬を平均した報酬月額をもとに毎年決定されるため、4月、5月、6月に残業をたくさんして残業代が増えると、それだけその3カ月間の平均の報酬月額が上がることになります。つまり標準報酬月額も高くなり、結果として健康保険料の額が上がるため、健康保険料が多く徴収されるといえます。しかしデメリットだけではありません。後述する傷病手当金や出産手当金は標準報酬月額をもとに計算されるため、これらの支給額が増えること、また、標準報酬月額は厚生年金保険の年金額計算の基礎にもなるため、将来の厚生年金額が増えるなどのメリットがあります。

健康保険の被扶養者

　健康保険では、被保険者本人のみならず、一定の「被扶養者（被保険者に扶養されている人）」についても、一定の保険給付が被保険者に対して行われます。ここでは、保険給付の対象となる被扶養者について説明します。

被扶養者の範囲

　健康保険において被扶養者として認められる範囲は**図 5** の通りです。次に説明する一定の要件を満たす親族が該当します。

▷ **認定要件**

・主として被保険者の収入によって生計を維持されている 75 歳未満の者

・日本国内に住所を有していること（ただし外国に一時的に留学する学生など、

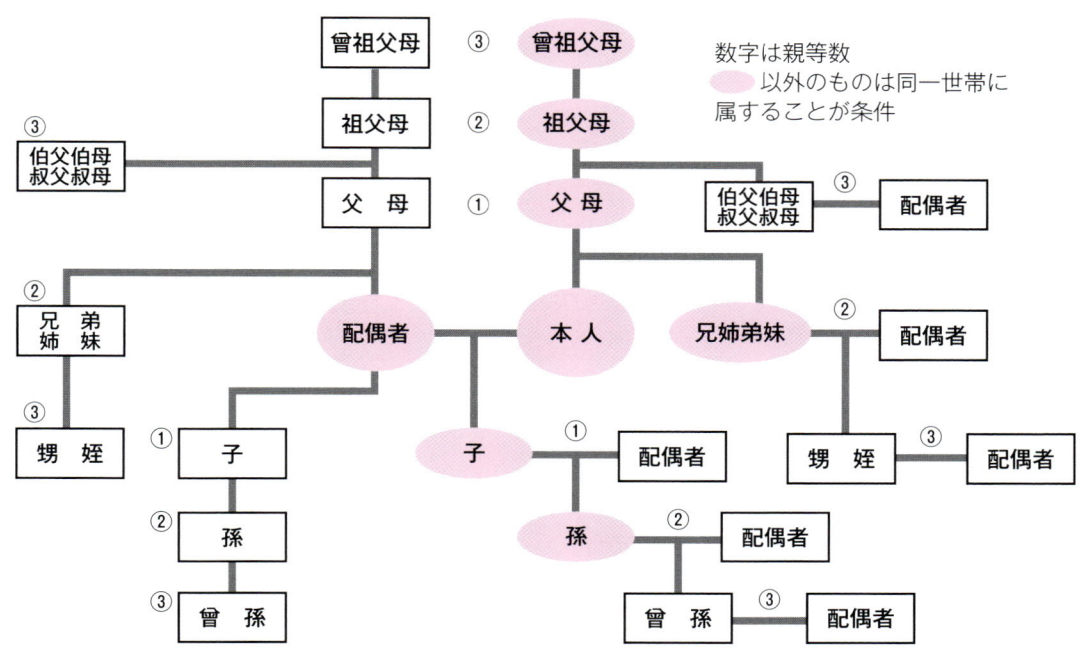

図5　被扶養者の範囲図（三親等の親族図）[4]

外国に居住していても被扶養者として認められる一定の例外がある）

・**図5**において「同一世帯に属すること」が条件になっている者については、同一世帯に属していること

▷ **収入要件**

被扶養者として認定されるためには、被保険者の収入によって生計を維持されていることが必要です。そこで収入がある人には、次の「収入要件」もあります。

> ＜被保険者と同一世帯に属している場合＞
> ・認定対象者の年間収入が、130万円未満（60歳以上または障害者の場合は180万円未満）であって、かつ、被保険者の年間収入の2分の1未満であること

上記に該当しない場合であっても、認定対象者の年間収入が、130万円未満（60歳以上または障害者の場合は180万円未満）であって、かつ、被保険者の年

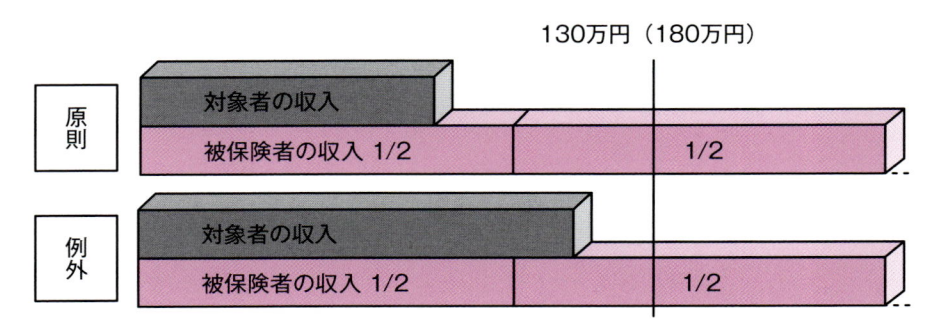

図6 被保険者と同一世帯に属している場合の収入要件

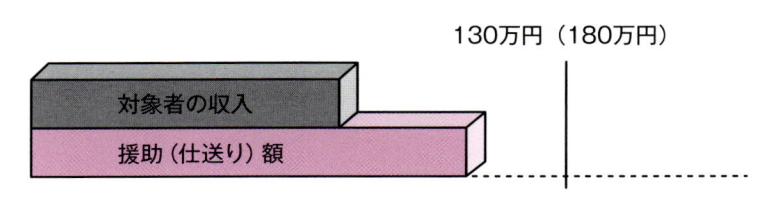

図7 被保険者と同一世帯に属していない場合の収入要件

間収入を上回らない場合で、世帯の状況を総合的に勘案して、被保険者がその世帯の生計維持の中心的役割を果たしていると認められるときは、この収入要件を満たすと判断される場合があります（図6）。

<被保険者と同一世帯に属していない場合>
・認定対象者の年間収入が、130万円未満（60歳以上または障害者の場合は180万円未満）であって、かつ、被保険者からの援助（仕送り）による収入額より少ないこと（図7）

健康保険の保険給付の種類

繰り返しになりますが、健康保険では、業務や通勤による災害以外の病気やケガ、もしくは死亡したときや出産したときに「保険給付」を受けることができます。どのようなときにどのような保険給付が受けられるかについて、表3にまとめました。ここからは、それぞれの保険給付の概要について説明します。

表3　健康保険の保険給付のまとめ

どのようなときに？			保険給付の種類	
			被保険者	被扶養者
病気やケガをしたとき	マイナ保険証等で治療を受けるとき		1. 療養の給付	家族療養費
			2. 入院時食事療養費	
			3. 入院時生活療養費	
			4. 保険外併用療養費	
			5. 訪問看護療養費	家族訪問看護療養費
	給付が必要な	全額立替払いをしたとき	療養費	家族療養費
		自己負担限度額を超えたとき	高額療養費および高額介護合算療養費	
		緊急時などに移送されたとき	移送費	家族移送費
		療養のため仕事を休んだとき	傷病手当金	―
給付が必要な		出産したとき	出産育児一時金	家族出産育児一時金
			出産手当金	―
		死亡したとき	埋葬料（埋葬費）	家族埋葬料

病気やケガをしたときの給付

表 3 の「病気やケガをしたとき」の 1 ～ 5 の給付は、被保険者証（以下、保険証）を提示することで受給できます。なお、2024 年 12 月 2 日以降、保険証は新たに発行されなくなり、保険証としての利用登録をしたマイナンバーカード（以下、マイナ保険証）での医療機関の受診を基本とする仕組みに移行しています。

▷ 1. 療養の給付

マイナ保険証、資格確認書、2024 年 12 月 1 日以前に発行された保険証（以下、マイナ保険証等）のいずれかを保険医療機関に提示することにより、一部負担金のみで治療（診察・検査、薬剤または治療材料の支給、処置・手術そのほかの治療、在宅療養・訪問看護、入院・看護）を受けることができます。また、医師の処方箋をもらった場合は、保険薬局で薬剤の調剤をしてもらうことができます。これを「療養の給付」といいます。医療サービスを直接給付するという意味で「現物給付」といわれています。同様に被扶養者も一部負担金のみで治療を受けることができます。被保険者と被扶養者の医療費の一部負担金（自己負担割合）は**表 4** の通りです。

なお、被扶養者の場合は、療養の給付に相当する給付として「家族療養費」（未就学児、小学生～ 69 歳、70 歳～ 74 歳にそれぞれかかった医療費の 8 割、7 割、8 割〔現役並み所得者は 7 割〕）が被保険者に支給されますが、こちらも現物給付となります。

一部負担金（3 割など）は、被保険者や被扶養者が保険医療機関にマイナ保険証

表4 被保険者・被扶養者の一部負担金（医療費の自己負担割合）

2 割：未就学児 3 割：小学生～ 69 歳 2 割：70 歳～ 74 歳（現役並み所得者は 3 割） ※子どもについては公的医療保険とは別に、乳幼児医療制度などにより市町村から助成がある場合がある。

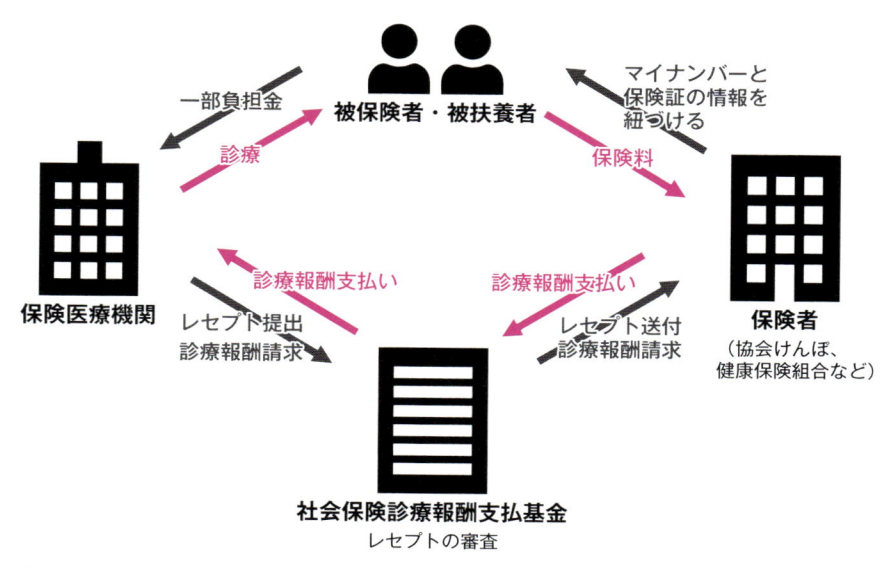

図8　医療費の支払いなどの流れ

等を提示し、窓口で支払います。残りの医療費（7割など）は、保険医療機関からの診療報酬明細書（以下、レセプト）に基づき、保険者（健康保険組合・協会けんぽなど）が保険医療機関に支払います。実際には、保険医療機関や保険者がそれぞれの請求・支払いを個々に行っているのではなく、保険医療機関と保険者の間には「社会保険診療報酬支払基金」という組織が入ります。

　具体的には、被保険者や被扶養者が保険医療機関に行って診療を受けると、その医療費（月の1日から末日まで）はレセプトという形で保険医療機関から社会保険診療報酬支払基金に請求されます。社会保険診療報酬支払基金では、保険医療機関から提出されたレセプトについて支払うべき費用（いわゆる診療報酬）が正しいか審査したうえで、協会けんぽなどの保険者へ請求し、保険者から支払われた医療費を保険医療機関へ支払うという流れになっています（**図8**）。

▷ 2.　入院時食事療養費

　被保険者や被扶養者が入院中に食事の提供を受けた場合、平均的な家計の食費を勘案して厚生労働大臣が定める「食事療養標準負担額」を負担します。2024年12月時点では1食原則490円です（所得の状況などにより減額あり）。そしてこ

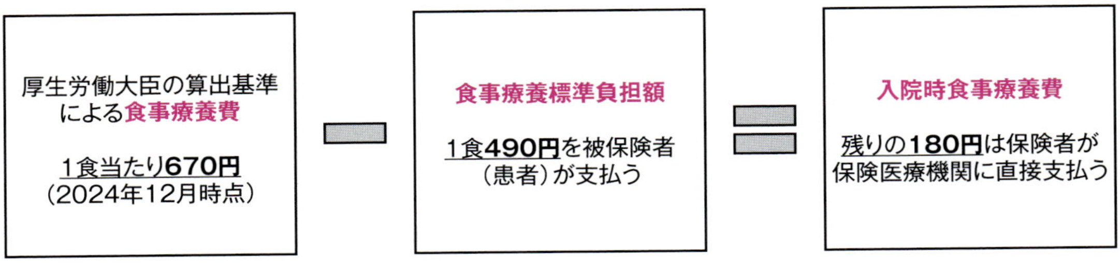

厚生労働大臣の算出基準
による**食事療養費**

<u>1食当たり**670円**</u>
（2024年12月時点）

食事療養標準負担額

1食**490円**を被保険者
（患者）が支払う

入院時食事療養費

残りの**180円**は保険者が
保険医療機関に直接支払う

図9 入院時食事療養費のイメージ

の食事療養標準負担額を差し引いた残りの金額が「入院時食事療養費」として保険給付されます。なお、この入院時食事療養費は、保険者が保険医療機関などに直接支払うため、実際には現物給付となっています（**図9**）。また、被扶養者については、入院時食事療養費に相当する給付として「家族療養費」が被保険者に支給されます（こちらも実際は現物給付です）。

▷ 3. 入院時生活療養費

医療療養病床に入院する65歳以上の人が、生活療養（食事療養、温度、照明および給水に関する適切な療養環境の形成である療養）を受けた場合、平均的な家計の食費および光熱水費などを勘案して厚生労働大臣が定める「生活療養標準負担額」を負担します。2024年12月時点では1食原則490円、居住費1日につき原則370円です（所得の状況などにより減額あり）。そして、この生活療養標準負担額を差し引いた残りの金額が「入院時生活療養費」として保険給付されます。この入院時生活療養費も保険者が保険医療機関などに直接支払うため、実際には現物給付となっています。また、被扶養者については、入院時生活療養費に相当する給付として「家族療養費」が被保険者に支給されます（こちらも実際は現物給付です）。

▷ 4. 保険外併用療養費（評価療養、患者申出療養、選定療養）

マイナ保険証等を保険医療機関などに提示して一部負担金のみで受けられる医療は、保険適用となる医療の範囲内となります。それ以外の保険適用外の医療を受けると当該医療全体が保険適用外の扱いとなり、医療費の全額が自己負担（いわゆる

表5　選定療養部分と保険診療部分の例

医療費総額	選定療養部分	差額ベッド（20 万）	全額	全額自己負担（20 万）
	保険診療部分	手術、検査、投薬など（100 万）	3 割	一部負担金額相当額（30 万）
			7 割	療養の給付相当額を「保険外併用療養費」として支給（70 万）
		入院中の食事療養		食事療養標準負担額相当額（490 円×食事回数）
				入院時食事療養費相当額を「保険外併用療養費」として支給

→自己負担は選定療養部分 20 万円＋保険診療部分 30 万円＋食事負担分

自由診療）となります。

　しかし厚生労働大臣の定める「評価療養」「患者申出療養」「選定療養」の場合は、保険診療との併用が認められ、当該保険適用分につき療養の給付、入院時食事療養費、入院時生活療養費に相当する給付として「保険外併用療養費」が支給されます（**表 5**）。評価療養と選定療養の例は次の通りです。

＜評価療養の例＞
・厚生労働大臣が定める先進医療
・医薬品、医療機器、再生医療等製品の治験にかかる診療

＜選定療養の例＞
・特別の療養環境（4 人部屋以下で一定の条件を満たす病室）の提供（差額ベッド）
・予約に基づく診療
・医療機関が表示する診療時間以外の時間における診察
・180 日を超える入院の場合（入院療養の必要性が高い場合を除く）
・大病院で文書による紹介なしに初診を受けた場合や再診を受ける場合

なお、この保険外併用療養費も、保険者が保険医療機関などに直接支払うため、実際には現物給付となっています。また、被扶養者については、保険外併用療養費に相当する給付として「家族療養費」が被保険者に支給されます（こちらも実際は現物給付です）。評価療養および選定療養については、医療機関は、患者に事前に治療内容や負担金額などに関して説明し、同意を得ることになっています。患者側でも、評価療養または選定療養の説明をよく聞き、内容について納得したうえで同意することが必要です。

　また、患者申出療養とは、未承認の医薬品などを迅速に使用したいなど、困難な病気と闘う患者のニーズに応えるため、患者からの申し出を起点とする新たな保険外併用療養の仕組みとして2016年4月から創設された制度です。患者から病院に申し出を行い、安全性・有効性などについて国の会議で確認のうえ、患者申出療養の実施が決定されます。

▷ 5. 訪問看護療養費

　自宅で療養している難病患者や重度の障害のある人が、主治医の指示の下で訪問看護ステーションを利用した場合、マイナ保険証等を指定訪問看護事業者に提示することにより、一部負担金相当額（療養の給付の自己負担割合を掛けて得た額）の「基本利用料」を指定訪問看護事業者に支払うことで、訪問看護を受けることができます。

　「訪問看護療養費」の額は、厚生労働大臣が定める基準に従って算出した額から、基本利用料を差し引いた額です。なお、この訪問看護療養費も、保険者が指定訪問看護事業者に直接支払うため、実際には現物給付となっています。また、被扶養者については、訪問看護療養費に相当する給付として「家族訪問看護療養費」が被保険者に支給されます（こちらも実際は現物給付です）。

全額立替払いをしたときの給付：療養費

　ここまで説明してきたように、健康保険では、保険医療機関の窓口にマイナ保険証等を提示し、現物給付の形で、療養の給付、入院時食事療養費、入院時生活療養

費、保険外併用療養費（以下、療養の給付等）を受けることが原則ですが、「保険者が療養の給付等を行うことが困難であると認めるとき」や「保険医療機関以外を受診した場合で保険者がやむを得ないものと認めるとき」は、療養の給付等に代えて「療養費」が支給されます。

　この場合、いったん医療機関などの窓口で医療費の全額（10割負担）を支払った後に、療養費の申請をして、原則、療養（食事療養および生活療養を除く）について算定した費用の額から一部負担金（療養の給付の自己負担割合を掛けて得た額）を差し引いた額の療養費（入院中に食事療養や生活療養を受けた場合は、入院時食事療養費や入院時生活療養費相当分をプラスする）が支給されます。なお、被扶養者については、療養費に相当する給付として「家族療養費」が被保険者に支給されます。

自己負担限度額を超えたときの給付：高額療養費

　入院や手術、高額な外来診療を受けるなどした場合、一部負担金などの自己負担分のみでも非常に高額になる場合があります。そこで、「保険診療にかかる自己負担部分の額（食事療養標準負担額、生活療養標準負担額を除く〔以下、食費等を除く〕）」が暦月（月の1日～末日まで）1月（ひとつき）に一定の限度額（以下、自己負担限度額）を超えた場合に、その超えた部分を被保険者に支給するのが「高額療養費」制度です。

　まず、高額療養費の算定は次ページ**表6**のルールにより行います。また、高額療養費の対象となるものは次ページ**表7**の通りです。高額療養費の算定に必要な自己負担限度額の計算方法は、年齢（70歳未満か70歳以上か）や所得（標準報酬月額など）によって変わります。

　ここからは、70歳未満の自己負担限度額の計算式を確認し、その後に具体例をあげて自己負担限度額や高額療養費の計算方法を説明します。

表6　高額療養費算定のルール

- ・暦月ごとに算定
  - 例）11月20日〜12月13日に入院した場合、11月20日〜11月30日と12月1日〜12月13日の金額は別々に算定
- ・被保険者または被扶養者ごとに算定（人ごとに金額を別々に算定）
- ・医療機関ごとに算定
- ※入院、外来、歯科入院、歯科外来はそれぞれ別の医療機関として取り扱う
  - 例1）A病院とB病院を受診した場合は、A病院とB病院の金額を別々に算定
  - 例2）A病院で入院し外来も受診した場合は、A病院における入院の金額と外来の金額は別々に算定

表7　高額療養費の対象となるもの

- ・療養の給付
- ・保険外併用療養費
- ・療養費
- ・訪問看護療養費
- ・家族療養費
- ・家族訪問看護療養費

表8　70歳未満の所得区分別の自己負担限度額の計算方法

所得区分	自己負担限度額
標準報酬月額83万円以上	25万2,600円＋（医療費−84万2,000円）×1%
標準報酬月額53万円〜79万円	16万7,400円＋（医療費−55万8,000円）×1%
標準報酬月額28万円〜50万円	8万100円＋（医療費−26万7,000円）×1%
標準報酬月額26万円以下	5万7,600円
低所得者 （市区町村民税の非課税者など）	3万5,400円

▷ 自己負担限度額の計算方法

　70歳未満の所得区分別の自己負担限度額の計算方法は次ページ**表8**の通りです。標準報酬月額が高いほど、自己負限度額が高くなるのがわかります。なお、計算式内の「医療費」は、自己負担の額ではなく、**表6**と**表7**のルールにより算定した「保険診療にかかる医療費の全額」であることに注意しましょう。

　それでは具体例を提示します。**表8**を見ながら計算していきましょう。

<例：Aさんの場合＞
・70歳未満の被保険者（自己負担割合3割）
・標準報酬月額28万円〜50万円の区分
・1つの病院に入院し療養の給付を受けた
・暦月で医療費の総額が100万円となった

●計算方法
・**保険診療にかかる自己負担部分の額（食費等を除く）**
　→医療費100万円の3割負担→30万円①
・**自己負担限度額**
　→所得区分の「標準報酬月額28万円〜50万円」の計算式に医療費100万円をあてはめる
　　8万100円＋（医療費100万円−26万7,000円）×1％＝8万7,430円②
・**高額療養費の額**
　→保険診療にかかる自己負担部分の額（食費等を除く）−自己負担限度額で計算する
　　①30万円−②8万7,430円＝21万2,570円

　以上により、Aさんの自己負担限度額は8万7,430円であるため、21万2,570円が高額療養費として支給されます。

▷ **世帯合算制度**

　個人では自己負担額が自己負担限度額に達しない場合でも、同一世帯で自己負担額を合算して負担を軽減できる仕組みがあります。これを「世帯合算制度」といいます。

　同一世帯の複数人が受診した場合や一人が複数の医療機関を受診した場合、1つの医療機関で入院、外来、歯科入院、歯科外来を受診した場合は、それぞれの暦月

| 表9 | 70歳未満の所得区分における多数該当の場合の自己負担限度額 |

所得区分	多数該当の場合の自己負担限度額
標準報酬月額83万円以上	14万100円
標準報酬月額53万円〜79万円	9万3,000円
標準報酬月額28万円〜50万円	4万4,400円
標準報酬月額26万円以下	4万4,400円
低所得者 （市区町村民税の非課税者など）	2万4,600円

の保険診療にかかる自己負担部分の額（食費等を除く）が、70歳未満の人は2万1,000円以上のものを、70歳以上の人はすべての自己負担額を合算し、自己負担限度額を超える場合には、高額療養費を受給することができます。ここでいう同一世帯とは被保険者とその被扶養者であり、これを単位として世帯合算が行われます。たとえば同居している夫婦でもどちらも被保険者である場合は、夫婦で世帯合算は行えません。

▷ 多数該当制度

当該療養があった月以前の12カ月（1年）以内に、すでに3月（回）以上の高額療養費が支給されているときは、「多数該当制度」により4月（回）目から自己負担限度額が**表9**の通りに引き下げられます。

▷ 特定疾病の場合

長期間継続する必要があり高額な医療費がかかる疾病については、自己負担限度額を通常の場合より引き下げて、医療費の負担を軽減する特例制度があります。特例の対象となる特定疾病と自己負担限度額は**表10**の通りです。

▷ 高額療養費の現物給付化

ここまで説明してきた通り、高額療養費は、医療費が高額になった場合に申請することで、自己負担限度額を超えた分をあとから現金支給してもらうものです。ただし、高額療養費の申請をしても支給の決定がされるまでには時間がかかるため、高額療養費が入金されるまでの間、高額な医療費をいったん自身で立て替えること

表10　特例の対象となる特定疾病と自己負担限度額

特定疾病	自己負担限度額（月額）
人工腎臓を実施している慢性腎不全（人工透析治療） （うち、70 歳未満の上位所得者）	1 万円 （2 万円）
血友病	1 万円
抗ウイルス剤を投与している後天性免疫不全症候群 （HIV 感染者）	1 万円

表11　高額療養費を現物給付化できる 2 つの方法

<方法 1：マイナ保険証を利用する>
　オンライン資格確認等システムを導入している医療機関などでは、受付時にマイナ保険証にて限度額情報の表示に同意することで、支払いを自己負担限度額までに抑えることができる。

<方法 2：限度額適用認定証を利用する>
　医療費が高額になりそうなことが見込まれる場合に、事前に保険者に申請することで、「健康保険限度額適用認定証」がもらえる。交付された認定証を医療機関の窓口に保険証（資格確認書）と一緒に提示することで、支払いを自己負担限度額までに抑えることができる。

になります。しかし、誰もがそのような金銭的な余裕があるわけではありません。そのため医療機関の窓口での支払いを、初めから自己負担限度額のみに抑えることができる方法、つまり「高額療養費を現物給付化」できる方法が 2 つあります（表 11）。これらの方法を利用することで、立て替え払いをすることなく高額療養費の適用が受けられます。ぜひ活用してください。

自己負担限度額を超えたときの給付：高額介護合算療養費

　同一世帯内に介護保険の利用者がいる場合に、1 年間（8 月 1 日～翌年 7 月 31 日まで）の健康保険の保険診療にかかる自己負担部分の額と、介護保険法による介護サービス利用者負担額と介護予防サービス利用者負担額を合算します。一定の額（自己負担上限額）を超えた場合には、その超えた額のうち、健康保険と介護保険の自己負担分に応じて計算され、そのうちの健康保険の分が「高額介護合算療養費」として支給されます。ちなみに、そのうちの介護保険の分は「高額医療合算介護（予防）サービス費」として支給されます。なお、自己負担上限額は年齢、収入

によって異なりますが、ここでは省略します。

緊急時などに移送されたときの給付：移送費

被保険者が療養の給付（保険外併用療養費にかかる療養を含む）を受けるために病院または診療所に移送された場合で、次の3つの条件すべてに該当すると保険者が認めた場合に「移送費」が現金支給されます。

> ＜3つの必要条件＞
> ・移送により法に基づく適切な療養を受けたこと
> ・移送の原因である疾病または負傷により移動することが著しく困難であったこと
> ・緊急その他やむを得なかったこと

なお、被扶養者については、移送費に相当する給付として「家族移送費」が被保険者に支給されます。

療養のため仕事を休んだときの給付：傷病手当金

被保険者が業務外の病気やケガのために勤務することができず、給料が減額または支払われなくなった場合でも安心して療養に専念できるよう、「傷病手当金」が支給されます。なお、労災による傷病の場合、傷病手当金は支給されません。

傷病手当金の支給要件と支給額、支給期間を表 12 にまとめました。

支給要件の③については、労務不能で会社を休んだ日が3日連続して初めて「待期」が完成し、要件を満たします。たとえば労務不能で2日連続して会社を休み、3日目に出勤すると、連続して2日間の待期期間しかないため待期は完成しません。③の要件を満たすためには、あらためて労務不能による3日連続の休みが必要です。また、待期期間の間は傷病手当金の支給はありません。

なお、会社を休む際には、有給休暇、会社の休日、病気休暇、欠勤などさまざま

表12　傷病手当金の支給要件・支給額・支給期間

<支給要件>
以下の３つすべてに該当する場合
① 療養のため
② 労務に服することができない（労務不能）
③ 継続して３日間の待期期間がある

<支給額>
原則として、１日につき支給開始月以前の直近の継続した 12 カ月間の各月の
標準報酬月額の平均額÷ 30 × 2 ／ 3

<支給期間>
支給を始めた日から起算して通算で１年６カ月

表13　出産育児一時金・家族出産育児一時金の支給額

産科医療補償制度に加入している医療機関などで、妊娠週 22 週以降に出産した場合	1 児につき 50 万円
産科医療補償制度に未加入の医療機関などで出産した場合	1 児につき 48 万 8,000 円
産科医療補償制度に加入している医療機関などで、妊娠週 22 週未満で出産した場合	

ありますが、労務不能で会社を休む際の休みの種類に規定はありません。

出産したときの給付：出産育児一時金

　被保険者が出産したときは、出産にかかる費用として「出産育児一時金」が支給されます。また、被扶養者が出産したときは、出産にかかる費用として被保険者に対し、「家族出産育児一時金」が支給されます。支給額は**表 13** の通りです。なお、この表に出てくる「産科医療補償制度」とは医療機関などが加入する制度で、加入医療機関などで補償対象となる出産をし、分娩時の何らかの理由により、万一、子どもが重度の脳性まひとなった場合、その子どもと家族の経済的負担を補償するものです。

出産したときの給付：出産手当金

　労働基準法によって女性労働者には産前産後休業が保障されています。その間に支給されるのが「出産手当金」です。被保険者が出産したときは、出産の日（実際の出産日が出産予定日後の場合は出産予定日）以前42日（多胎妊娠の場合においては98日）から出産の日後56日までの間において、労務に服さなかった期間、支給されます。

　支給額は、原則として、傷病手当金と同様、1日につき支給開始月以前の直近の継続した12カ月間の各月の標準報酬月額の平均額÷30×2／3となります。

死亡したときの給付：埋葬料（埋葬費）

　被保険者や被扶養者が死亡した場合、葬式費用として「埋葬料」または「埋葬費」、「家族埋葬料」が支給されます。

▷ 被保険者の死亡

　被保険者が業務外の事由で亡くなった場合、亡くなった被保険者により生計を維持されていた者であって埋葬を行う者に対して埋葬料5万円が支給されます。埋葬料の支給を受けるべき者がいない場合は、埋葬を行った者に対して埋葬費が上限5万円で実費支給されます。

▷ 被扶養者の死亡

　被扶養者が亡くなった場合、被保険者に対して家族埋葬料5万円が支給されます。

column　看護師が知っておきたい、税金の知識

1. 看護師も確定申告をしなければならない人が多い

　年の途中で退職して年内に再就職しない人は、勤めていた病院で年末調整が行われないため、自身での確定申告が必要です。ほかにも確定申告が必要な場合としては、医療費控除や住宅ローン控除を考えている人、休日や夜間の急患センターのアルバイトなどで 2 カ所以上の給与所得がある人です。また、執筆や講演などで年間 20 万円を超える所得がある人は、「雑所得」として確定申告をする必要があります。

　執筆や講演で間違えやすいのが、「収入（売上）」が 20 万円超ということではなく、収入から必要経費を差し引いた「所得」が 20 万円超の場合に要申告となる点です。自身で計算するのが難しい場合は、税務署や税理士会の無料相談の利用をおすすめします。ちなみにあくまでも目安ですが、給与収入 500 万円（給与所得 356 万円）の場合、副業で 30 万円の所得があると、課税額は 6 万円ほどとなります。

　その年の 1 月 1 日から 12 月 31 日までの所得で上記に該当する事柄がある場合は、翌年の 2 月 16 日から 3 月 15 日までに確定申告を行います。期限内に申告や納税を行わないと加算税がかかる場合もあります。直前になって焦らないように、年始めに副業の働き方や確定申告について計画しておけると安心です。

2. iDeCo や NISA は今後の働き方と生活設計が重要

　iDeCo（個人型確定拠出年金）は節税効果があり利益も非課税となります。NISA（少額投資非課税制度）も利益が非課税とメリットは大きいのですが、両方ともすぐには使えないというデメリットがあります。

　iDeCo は一般的に 60 歳からでないと受け取れません。NISA は必要な

ときに現金化できるとはいえ、値上がりしているときは「もっと続けたい」という心理が働き、値下がりしているときは「損したくない」という気持ちになり、やめどきの判断が難しいという人を多く見てきました。掛金をいくらにするかであったり、どの銘柄にするのかといったことも大事ですが、今後の働き方と生活設計をもとに考えていくことが最も重要です。

とくに看護師の場合、夜勤をしているときの高い収入をベースに今後のお金のことを考えるのは危険です。看護師としてのキャリアプランはもちろんのこと、育児や介護、家庭の事情など、さまざまな理由で今まで通りの働き方が難しくなったときのことや、緊急時や近い将来（10年以内）に使う予定のあるお金を準備できているか、職場での貯蓄制度など利用が簡易的なものはないかなどを総合的に考えたうえで、iDeCo や NISA も活用していくとよいでしょう。

引用・参考文献

1）政府広報オンライン. 後期高齢者医療制度　医療費の窓口負担割合はどれくらい？.
https://www.gov-online.go.jp/useful/article/202209/1.html（2024年12月閲覧）
2）全国健康保険協会. 都道府県毎の保険料額表.
https://www.kyoukaikenpo.or.jp/g7/cat330/sb3150/（2024年12月閲覧）
3）全国健康保険協会. 令和6年度保険料額表（令和6年3月分から）. 被保険者の方の健康保険料額（令和6年3月〜）. 東京.
https://www.kyoukaikenpo.or.jp/g7/cat330/sb3150/r06/r6ryougakuhyou3gatukara/（2024年12月閲覧）
4）全国健康保険協会. 被扶養者とは？.
https://www.kyoukaikenpo.or.jp/g7/cat710/sb3160/sbb3163/1959-230/（2024年12月閲覧）
5）中外製薬. がんwith. 毎月の治療費の負担を軽くするしくみはあるの？.
https://ganwith.jp/money/about_money/article_201_04_05.html（2024年12月閲覧）
6）全国健康保険協会. 子どもが生まれたとき.
https://www.kyoukaikenpo.or.jp/g3/sb3280/r145/（2024年12月閲覧）
7）日本年金機構. 短時間労働者に対する健康保険・厚生年金保険の適用拡大のご案内.
https://www.nenkin.go.jp/oshirase/topics/2021/0219.html（2024年12月閲覧）
8）全国健康保険協会. 保険給付の種類.
https://www.kyoukaikenpo.or.jp/g7/cat710/sb3160/sb3170/（2024年12月閲覧）
9）全国健康保険協会. こんな時に健保.
https://www.kyoukaikenpo.or.jp/g3/（2024年12月閲覧）
10）社会保険診療報酬支払基金. 支払基金ってどんなところ？.
https://www.ssk.or.jp/smph/aboutkikin/kohoshi/regardingkikin.html（2024年12月閲覧）

11）厚生労働省．先進医療の概要について．

https://www.mhlw.go.jp/stf/seisakunitsuite/bunya/kenkou_iryou/iryouhoken/sensiniryo/index.html（2024年
12月閲覧）

12）厚生労働省．患者申出療養制度．

https://www.mhlw.go.jp/moushideryouyou/（2024年12月閲覧）

13）厚生労働省保険局．高額療養費制度を利用される皆さまへ．

https://www.mhlw.go.jp/bunya/iryouhoken/iryouhoken13/dl/100714a.pdf（2024年12月閲覧）

14）TAC．2012年合格目標　基本テキスト　健康保険法（非売品）．初版第1刷．2011，228p．

国民健康保険

看護師・社会保険労務士　**根岸 有**

サイノツノ社会保険労務士事務所 代表・社会保険労務士　**福田 憲行**

一般社団法人患者家計サポート協会 看護師 FP®　**黒田 ちはる**

- 国民健康保険とは、被用者保険や後期高齢者医療制度に加入していない国民を対象とした医療保険制度である
- 国民健康保険ではすべての者が被保険者となり、被扶養者という考え方はない。生計を同一にする同居家族の配偶者や子どもであっても、各自が被保険者となる
- 国民健康保険の保険給付は「法定給付」と「任意給付」があり、法定給付はさらに「絶対的必要給付」と「相対的必要給付」に分かれる

国民健康保険とは

　国民健康保険とは、被用者保険（健康保険・船員保険・共済組合）や後期高齢者医療制度に加入していない国民（ただし、生活保護法による保護を受けている世帯に属する人を除く）を対象とした医療保険制度です。すべての国民が何らかの医療保険に加入して互いに支え合う、「国民皆保険制度」の基盤の一つとなるものです。

国民健康保険の保険者

市町村国保

　国民健康保険制度は、「年齢構成が高く医療費水準が高い」「所得水準が低く保険

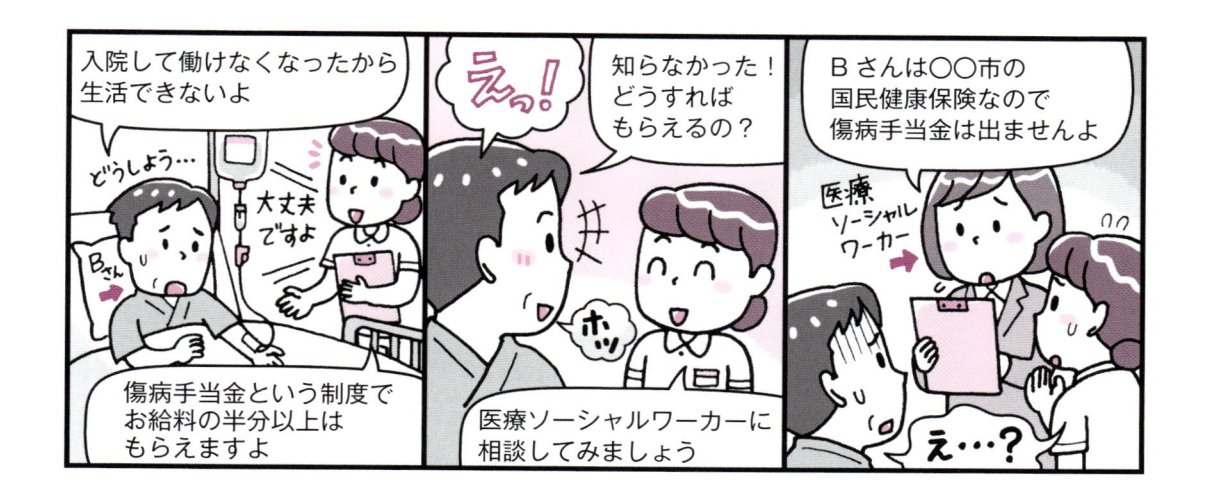

料の負担が重い」「財政運営が不安定になるリスクの高い小規模保険者が多く、財政赤字の保険者も多く存在する」という構造的な課題を抱えていました[1]。そこで、それまで国民健康保険の保険者は市町村（特別区を含む、以下略）と国民健康保険組合でしたが、市町村が保険者となる市町村国保については、2018 年 4 月から都道府県も加わり共同運用することになりました。都道府県と市町村はそれぞれ **図 1** のような役割を担っています。都道府県も国民健康保険制度を担うことで、都道府県内での保険料負担の公平な支え合いと、サービス拡充および保険者機能の強化が期待されています。

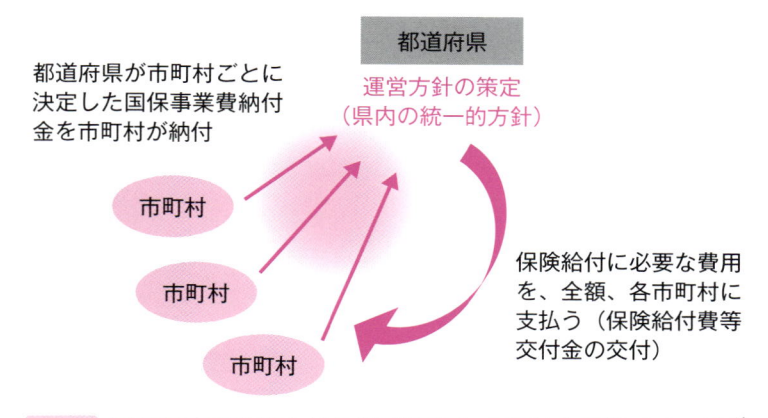

図1　国民健康保険における都道府県と市町村の役割イメージ[1]

国民健康保険組合

　国民健康保険組合は同種の事業または業務に従事する者で組織される法人で、都道府県知事の認可を受けて設立された団体です。現在、国民健康保険組合を設立している主な業種には、医師、歯科医師、薬剤師、食品販売業、土木建築業、理容・美容業、弁護士業などがあります。

国民健康保険の被保険者

　健康保険では被扶養者となるべき者であっても、国民健康保険ではすべての者が被保険者となるため、被扶養者という考え方はありません。生計を同一にする同居家族の配偶者や子どもであっても、各自が被保険者となります。保険料もそれぞれの所得や人数に応じて計算します。

国民健康保険料

　国民健康保険料は、「所得割」「資産割」「均等割」「平等割」の４つの中から各市町村が組み合わせを決定し、世帯単位で合算し、世帯主が納付します。それぞれの概要は次の通りです。

> ・所得割：世帯の被保険者の所得に応じて計算する
> ・資産割：世帯の被保険者の固定資産税額に応じて計算する
> ・均等割：世帯の被保険者の人数に応じて計算する
> ・平等割：一世帯当たりの定額（市町村・特別区ごとに定められた額）により計算する

　「世帯」とは、住居および生計をともにする者の集まり、または独立して住居を維持し、もしくは独立して生計を営む単身者をいいます。また、「世帯主」とは、

年齢や所得にかかわらず、世帯の中心となって物事をとりはかる者として、世帯側から申告された者をいいます[2]。

　なお、倒産・解雇などにより離職したり、雇い止めにより離職した一定の人は、国民健康保険料が軽減される場合があるので知っておくとよいでしょう。

国民健康保険の保険給付

　「国民健康保険法」の第 2 条には**「国民健康保険は、被保険者の疾病、負傷、出産または死亡に関して必要な保険給付を行うものとする」**と規定されています。保険給付の内容は**表 1** の通りで、そのほとんどが「健康保険法」と共通しています（第 2 章-2「健康保険」31 ページの**表 3** 参照）。

　ただし、健康保険法には第 1 条に**「業務災害（略）以外の疾病、負傷もしくは死亡または出産に関して保険給付を行う」**と規定されているのに対し、国民健康保険法の第 2 条には「業務災害以外の」とは書かれていません（次ページ**表 2**）。この

表1　国民健康保険の保険給付のまとめ

区分			どのようなときに？	保険給付の種類
法定給付	絶対的必要給付	病気やケガをしたとき	マイナ保険証等で治療を受けるとき	療養の給付
				入院時食事療養費
				入院時生活療養費
				保険外併用療養費
				訪問看護療養費
			全額立替払いをしたとき	療養費
			自己負担限度額を超えたとき	高額療養費および高額介護合算療養費
			緊急時などに移送されたとき	移送費
			保険料を長期間滞納している人が受診したとき	特別療養費
	相対的必要給付		出産したとき	出産育児一時金
			死亡したとき	葬祭費（葬祭の給付）
任意給付			病気やケガで仕事を休んだとき	傷病手当金
			その他の給付	例）出産手当金

表2 国民健康保険法第2条と健康保険法第1条

国民健康保険法	健康保険法
第2条 国民健康保険は、被保険者の疾病、負傷、出産または死亡に関して必要な保険給付を行うものとする。	第1条 この法律は、労働者またはその被扶養者の業務災害（略）以外の疾病、負傷もしくは死亡または出産に関して保険給付を行い、もって国民の生活の安定と福祉の向上に寄与することを目的とする。

ことから、国民健康保険の保険給付は業務上・業務外問わず行うこととされており、この点において健康保険と決定的に異なります。

　一方、国民健康保険法の第56条第1項には**「労働者災害補償保険法における保険給付が行われる場合には、国民健康保険の保険給付は行わない」**という趣旨の規定もあるため、労災保険に加入しており、業務や通勤中に災害に遭った場合は、国民健康保険からの保険給付は行われません。

国民健康保険の保険給付の種類

　国民健康保険の保険給付は、大きく分けると「法定給付」と「任意給付」があり、法定給付はさらに「絶対的必要給付」と「相対的必要給付」に分かれます。

1. 法定給付

　法廷給付とは、法律によって義務づけられている給付です。

▷ 絶対的必要給付

　絶対的必要給付とは、必ず実施しなければならない給付であり、給付内容は法令で決められています。これには疾病・負傷に関する給付として「療養の給付」などがあります。

▷ 相対的必要給付

　条例または規約によって実施しなければならない給付ではあるものの、特別な理

由がある場合は給付の全部または一部を支給しないことが許されているものです。これには出産および死亡に関する給付として「出産育児一時金」の支給と「葬祭費（葬祭の給付）」の支給があります。

2.　任意給付

　任意給付とは、給付の実施が義務づけられておらず、条例や規約を定めることにより任意に実施することができる給付です。これには「傷病手当金」の支給や「その他の給付」（例：出産手当金の支給）があります。

健康保険法にはない保険給付

　国民健康保険には、健康保険法にはない「特別療養費」という保険給付があります。これは、特別の事情がないにもかかわらず、長期（保険料の納付期限から1年以上）にわたって保険料を滞納している世帯主に対して、医療機関を受診したときは、いったん医療費を全額（10割）支払ってもらい、後日、保険料の納付について相談のうえ申請すると、一部負担金を差し引いた金額（保険給付分）を支給するというものです。

国民健康保険料滞納による給付制限

　健康保険法にはない、保険料滞納による国民健康保険法独自の給付制限について

表3　国民健康保険料滞納による給付制限

保険料滞納の期間など	措置	任意・強制
1年6カ月間以内	保険給付の全部または一部の支払いを一時差し止めることができる	任意
1年6カ月間経過後	保険給付の全部または一部の支払いを一時差し止めるものとする	強制
その他（保険給付の額と滞納保険料額の相殺）	あらかじめ通知して一時差し止めにかかる保険金の額から、滞納している保険料額を控除することができる	任意

前ページ**表3**にまとめました。たとえば市町村国保に加入している患者との会話などの中で、保険料を滞納していることがわかったような場合には、給付制限がされる前にお住まいの市区町村に相談するよう働きかけましょう。

引用・参考文献

1）厚生労働省. 平成30年4月から国民健康保険制度が変わります. 1.
https://www.mhlw.go.jp/file/06-Seisakujouhou-12600000-Seisakutoukatsukan/0000194118.pdf（2024年12月閲覧）

2）厚生労働省. 用語の説明.
https://www.mhlw.go.jp/toukei/saikin/hw/k-tyosa/k-tyosa09/yougo.html（2024年12月閲覧）

3）一般社団法人全国国民健康保険組合協会. 国民健康保険組合へのリンク[業種選択].
http://www.kokuhokyo.or.jp/page8-01.html（2024年12月閲覧）

4）東京都保健医療局. 保険料額について.
https://www.hokeniryo.metro.tokyo.lg.jp/kenkou/kokuho/aramashi/h30hokenryougaku（2024年12月閲覧）

5）神奈川県. 国民健康保険の保険料（税）.
https://www.pref.kanagawa.jp/docs/n5p/cnt/f7093/p25926.html（2024年12月閲覧）

6）厚生労働省. 国民健康保険の給付について.
https://www.mhlw.go.jp/stf/newpage_21736.html（2024年12月閲覧）

7）TAC. 第2編第2章2-1国民健康保険法. 2012年合格目標 基本テキスト 労務管理その他の労働・社会保険に関する一般常識（非売品）. 初版第1刷, 2012年, 124p.

4　医療保険

後期高齢者医療制度

看護師・社会保険労務士　根岸 有

サイノツノ社会保険労務士事務所 代表・社会保険労務士　福田 憲行

一般社団法人患者家計サポート協会 看護師 FP®　黒田 ちはる

- 75歳になると、働いているかどうかにかかわらず、それまで加入していた医療保険から自動的に後期高齢者医療制度に加入する
- 加入後は、加入以前の健康保険被保険者・被扶養者などの資格を喪失する
- 後期高齢者医療制度の窓口負担割合の見直しが行われ、2022年10月から、一般所得者等のうち一定以上の所得のある人は「1割→2割」に変更となった

後期高齢者医療制度と被保険者

　後期高齢者医療制度は、75歳以上の人、または65歳から74歳までの人で一定の障害の状態にあると後期高齢者医療広域連合から認定を受けた人が加入する医療保険です。75歳になると、働いているかどうかにかかわらず、それまで加入していた医療保険（被用者保険・国民健康保険）から、自動的に後期高齢者医療制度に加入することになります。同制度は、ほかの医療保険から完全に独立した制度のため、加入後は、加入以前の健康保険被保険者・被扶養者などの資格を喪失します。

　たとえば、夫が協会けんぽの被保険者で、妻（75歳未満）が被扶養者の場合、夫が75歳に到達すると次ページ図1のようになります。夫が協会けんぽから脱退するため、被扶養者であった妻は、他の健康保険に加入するなどの手続きが必要になります。

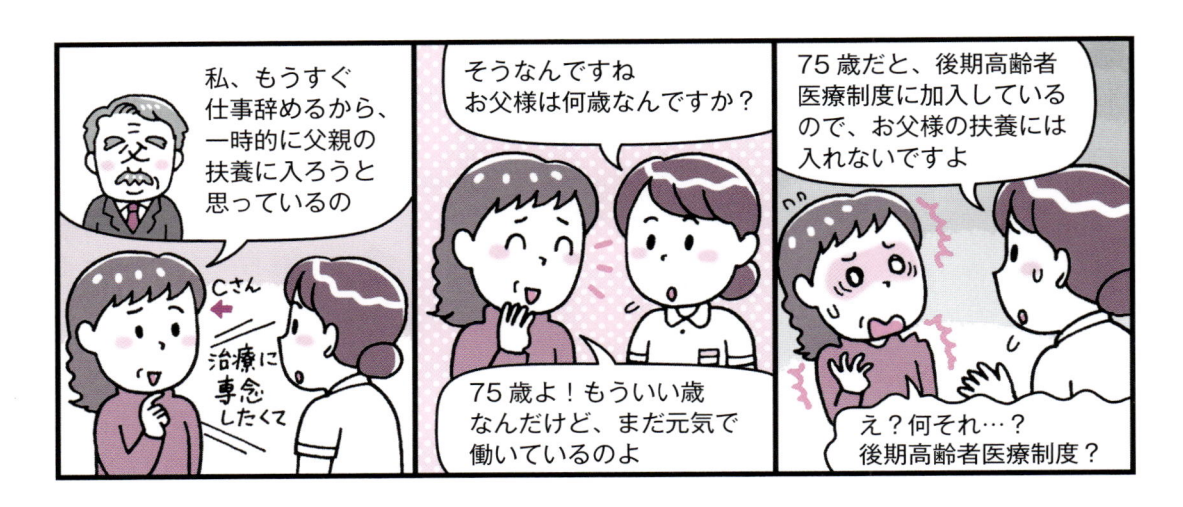

夫　　　　　　　　　　　　　妻

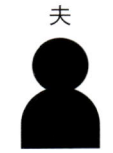　　　　　　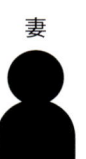

（被保険者・75歳に到達）　　　　　（被扶養者・75歳未満）

協会けんぽの被保険者の資格を喪失し、後期高齢者医療制度に加入（加入の手続きなどは必要ない）	夫が協会けんぽの被保険者の資格を喪失したため、妻は健康保険の被扶養者の資格を喪失。国民健康保険に加入するか、ほかの家族の被扶養者となる手続きが必要

図1 夫が 75 歳に到達した夫婦の医療保険の変更例

後期高齢者医療制度の運営主体

　後期高齢者医療制度の運営主体は、市区町村でも都道府県でもなく、都道府県単位で全市区町村が加入する「後期高齢者医療広域連合」になります。ただし当該制度のうち保険料の徴収事務、資格取得事務、喪失の届出・受理などの事務については市区町村が行っています。これらの制度の仕組みを表したものが図 2 になります。

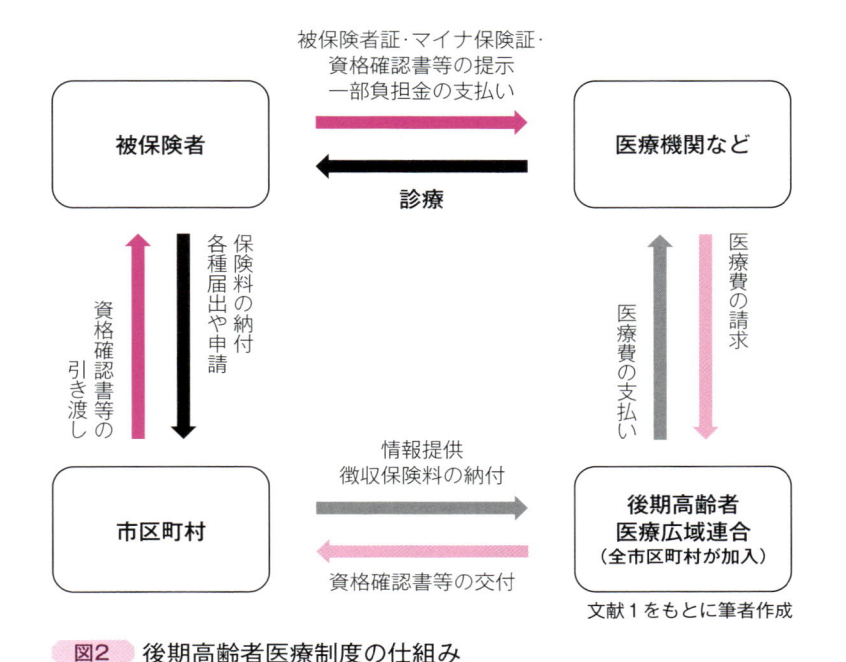

文献1をもとに筆者作成

図2 後期高齢者医療制度の仕組み

医療費の窓口負担の割合

　75歳以上の後期高齢者の医療費は、約5割を公費で負担し、約4割が現役世代の負担（支援金）によって支えられています（次ページ**図3**）。2022年以降は、ほかの世代より突出して人口の多い団塊の世代が75歳以上になってくるため、医療費はますます増大し、現役世代の負担がさらに大きくなることが懸念されています。

　こうした中で、現役世代の負担を少しでも減らしていくと同時に、すべての世代が安心して医療を受けられる社会を維持するために、後期高齢者医療制度の窓口負担割合の見直しが行われました。具体的には次ページ**図4**の通りで、2022年10月から、「一般所得者等」のうち「一定以上の所得のある人」は「1割→2割」に変わりました。

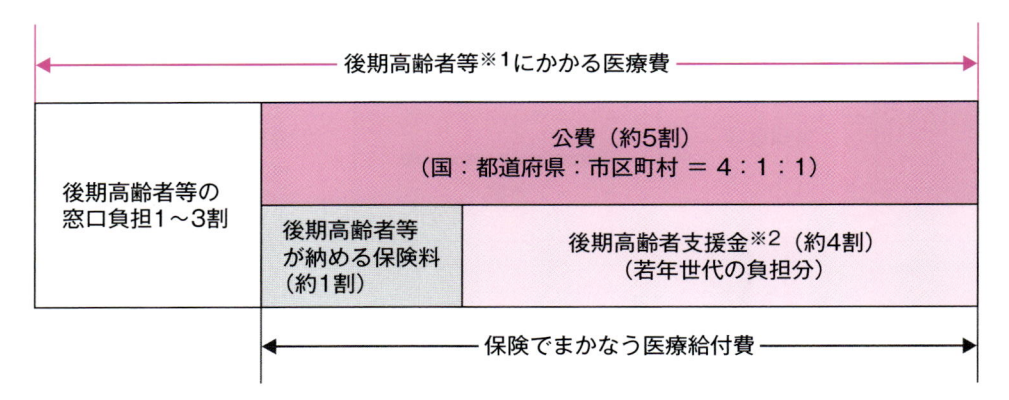

※1　75歳以上の人、および65歳以上75歳未満で一定の障害のある人
※2　後期高齢者支援金は、各保険者（国民健康保険、協会けんぽ、健康保険組合など）から拠出されている（お金の流れとしては、社会保険診療報酬支払基金を経由）

文献2をもとに筆者作成

図3　後期高齢者医療制度の財源の内訳

2022 年 9 月 30 日まで

区分	医療費負担割合
現役並み所得者	3 割
一般所得者等	1 割

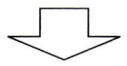

2022 年 10 月 1 日から

区分	医療費負担割合
現役並み所得者	3 割
一定以上の所得のある人	2 割
一般所得者等	1 割

図4　医療費の窓口負担割合の見直し

後期高齢者医療制度の保険料

　後期高齢者医療制度の保険料は、毎年度4月1日を基準日として被保険者個人単位で算定します。算定した保険料額は、その年の4月1日から翌年の3月31日までの1年間の金額となります。

　保険料額は、被保険者全員が均等に負担する「均等割額」と、被保険者の前年所

得に応じて負担する「所得割額」を合計した額になります[3]。なお、2025年度の被保険者一人当たりの平均保険料額は、全国平均で月額7,192円となる見込みです[4]。

後期高齢者医療制度の保険給付の種類

　後期高齢者医療制度の保険給付は**表1**の通りです。そのほとんどが「国民健康保険法」と共通しています（第2章-3「国民健康保険」51ページの**表1**参照）。ただし、後期高齢者医療制度は高齢者の疾病、負傷または死亡に関して必要な給付を行うものとされており、給付事由に出産は含まれていないため、「相対的必要給付」と「任意給付」には出産に関する給付は含まれていません。また、国民健康保険法と同様に「特別療養費」（同53ページ）が設けられています。

表1　後期高齢者医療制度の保険給付のまとめ

区分			どのようなときに？	保険給付の種類
法定給付	絶対的必要給付	病気やケガをしたとき	マイナ保険証等で治療を受けるとき	療養の給付
				入院時食事療養費
				入院時生活療養費
				保険外併用療養費
				訪問看護療養費
			全額立替払いをしたとき	療養費
			自己負担限度額を超えたとき	高額療養費および高額介護合算療養費
			緊急時などに移送されたとき	移送費
			保険料を長期間滞納している人が受診したとき	特別療養費
	相対的必要給付		死亡したとき	葬祭費（葬祭の給付）
任意給付			病気やケガで仕事を休んだとき	傷病手当金
			その他の給付	

引用・参考文献 ◇◇◇

1）大阪府後期高齢者医療広域連合．後期高齢者医療制度の概要．
　https://www.kouikirengo-osaka.jp/longlife/（2024年12月閲覧）
2）東京都後期高齢者医療広域連合．医療費の現状．
　https://www.tokyo-ikiiki.net/kouhou/1001015/1000768.html（2024年12月閲覧）
3）横浜市．後期高齢者医療保険料について．
　https://www.city.yokohama.lg.jp/kurashi/koseki-zei-hoken/kouki/hokenryo/hokenryonitsuite.html（2024年12
　月閲覧）
4）厚生労働省．後期高齢者医療制度の令和6・7年度の保険料率について．令和6年4月1日．
　https://www.mhlw.go.jp/content/12400000/001255180.pdf（2024年12月閲覧）
5）政府広報オンライン．後期高齢者医療制度　医療費の窓口負担割合はどれくらい？．
　https://www.gov-online.go.jp/useful/article/202209/1.html（2024年12月閲覧）
6）厚生労働省．後期高齢者の窓口負担割合の変更等（令和3年法律改正について）．
　https://www.mhlw.go.jp/stf/seisakunitsuite/bunya/kenkou_iryou/iryouhoken/newpage_21060.html（2024年
　12月閲覧）
7）厚生労働省．令和6年度からの後期高齢者医療の保険料について
　https://www.mhlw.go.jp/stf/seisakunitsuite/bunya/kenkou_iryou/iryouhoken/newpage_00009.html（2024年
　12月閲覧）
8）TAC．第2編第2章2-3高齢者の医療の確保に関する法律．2012年合格目標　基本テキスト　労務管理その他の労働・社会
　保険に関する一般常識（非売品）．初版第1刷，2012，124p.

5

雇用保険

看護師・社会保険労務士　根岸 有
サイノツノ社会保険労務士事務所 代表・社会保険労務士　福田 憲行
一般社団法人患者家計サポート協会 看護師 FP®　黒田 ちはる

- 雇用保険では、労働者が失業した場合などに必要な給付を行い、労働者の生活と雇用の安定を図るとともに再就職の援助や支援を行うことなどを目的としている
- 雇用保険は、労働者が一人でも雇用されている事業に、原則、強制的に適用される
- 雇用保険の事業には、大きく分けて「失業等給付」「育児休業給付」、「雇用保険二事業」がある

雇用保険の目的

　雇用保険といえば「失業したときに手当がもらえる」というイメージが強いと思いますが、そもそも雇用保険の目的とは何でしょうか。「雇用保険法」の第 1 条にその目的が規定されています（次ページ**表 1**）。

　まず、**「労働者が失業した場合に必要な給付を行う」**と書かれています。これを「求職者給付」といいます。離職して失業状態のときに、失業者の生活の安定を図るとともに、求職活動を容易にすることを目的としています。

　また**「労働者について雇用の継続が困難となる事由が生じた場合に必要な給付を行う」**ともあります。これを「雇用継続給付」といいます。家族の介護で働き続けることが困難になり介護休業を取得した場合の給付（介護休業給付）や、60 歳以

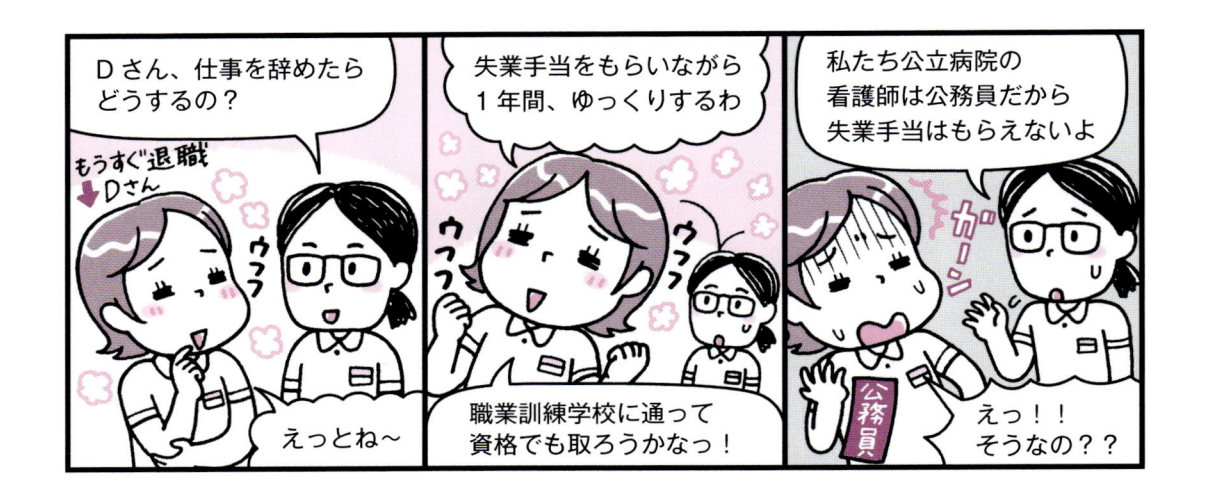

表1 雇用保険法　第1条

第1条　雇用保険は、労働者が失業した場合および労働者について雇用の継続が困難となる事由が生じた場合に必要な給付を行うほか、労働者が自ら職業に関する教育訓練を受けた場合および労働者が子を養育するための休業をした場合に必要な給付を行うことにより、労働者の生活および雇用の安定を図るとともに、求職活動を容易にするなどその就職を促進し、あわせて、労働者の職業の安定に資するため、失業の予防、雇用状態の是正および雇用機会の増大、労働者の能力の開発および向上そのほか労働者の福祉の増進を図ることを目的とする。

降の賃金が、原則として60歳時点と比べて75%未満に低下した状態で働き続ける場合に必要な給付（高年齢雇用継続給付）を行うことで、仕事を辞めずに継続することを援助、促進することを目的としています。

　さらに**「労働者が自ら職業に関する教育訓練を受けた場合に必要な給付を行う」**と書かれています。これを「教育訓練給付」といいます。働く人の主体的な能力開発の取り組みを支援し、雇用の安定と再就職の促進を目的としています。

　また**「労働者が子を養育するための休業をした場合に必要な給付を行う」**ともあります。これを「育児休業給付」といいます。必要な給付を行うことで育児休業（以下、育休）を取得しやすくし、仕事を辞めずに継続することを援助、促進することを目的としています。

そして「**求職活動を容易にするなどその就職を促進し**」ともあります。これを「就職促進給付」といいます。失業者が再就職するのを援助、促進することを主な目的としています。

これらのうち、「求職者給付」「雇用継続給付」「教育訓練給付」「就職促進給付」をまとめて「失業等給付」といいます。

さらに雇用保険法の第 1 条には、「**労働者の職業の安定に資するため、失業の予防、雇用状態の是正および雇用機会の増大、労働者の能力の開発および向上を図る**」と書かれています。これらは「雇用保険二事業」と呼ばれる「雇用安定事業」と「能力開発事業」のことを指します。雇用安定事業では、事業主の雇用安定への一定の取り組みに各種助成金を支払うなどの事業を行っています。また、能力開発事業では、公共職業能力開発施設の設置・運営などを行っています。このように、雇用保険には失業という保険事故に対する給付以外にも、さまざまな給付や事業があります。本稿では、とくに皆さんと関わりが深い、失業等給付と育児休業給付に絞って解説します。

雇用保険の運営主体と適用事業

雇用保険の運営主体は政府で、保険給付の手続きは、皆さんもおなじみのハローワーク（正式には「公共職業安定所」）で行うことになります。

雇用保険法の第 5 条には、「**この法律においては、労働者が雇用される事業を適用事業とする**」と規定されています。つまり日本国内にある事業については、労働者が一人でも雇用されていれば、どのような規模でもどのような事業でも雇用保険法がもれなく強制的に適用されます（正確には一定の事業を除きますが、詳細は省略します）。

雇用保険の被保険者

　では、雇用保険の保険給付が受けられる労働者（被保険者）とは誰のことなのでしょうか。雇用保険の被保険者には次の①～④の4種類があります。

▷ **①一般被保険者**

　以下の「②高年齢被保険者」「③短期雇用特例被保険者」「④日雇労働被保険者」以外の被保険者のことを「一般被保険者」といいます。

▷ **②高年齢被保険者**

　65歳以上の被保険者であって、以下の「③短期雇用特例被保険者」「④日雇労働被保険者」に該当しない者を「高年齢被保険者」といいます。

▷ **③短期雇用特例被保険者**

　季節的に雇用される者（ただし一定の者を除く）のことを「短期雇用特例被保険者」といいます。たとえば、海の家やスキー場で働く人などが該当します。

▷ **④日雇労働被保険者**

　日々雇用される者、または30日以内の期間を定めて雇用される者のことを「日雇労働被保険者」といいます。

▷ **マルチ高年齢被保険者**

　2022年1月1日から高年齢被保険者の特例として「雇用保険マルチジョブホルダー制度」が新設されました。複数の事業所に雇用される65歳以上の労働者で、2つの事業所（1つの事業所における1週間の所定労働時間が5時間以上20時間未満）の労働時間を合計して1週間の所定労働時間が20時間以上であり、2つの事業所のそれぞれの雇用見込みが31日以上である場合、ハローワークに申し出を行った日から特例的に「マルチ高年齢被保険者」となります。

雇用保険の適用除外者

　雇用保険法の第6条では、雇用保険法の適用除外者について規定しています。こ

表2　雇用保険が適用される学生アルバイト

1. 卒業予定者で適用事業に雇用され、卒業後も引き続きその事業で雇用される予定の者
2. 休学中の者
3. 定時制の課程に在学する者
4. 上記 1 ～ 3 に準ずる者と厚生労働省職業安定局長が定めるもの

こではその一部について記載します。

▷ **国家公務員や地方公務員**

　国、都道府県、市町村そのほかこれに準ずる事業に雇用されている者で、離職時に受ける諸給与が求職者給付および就職促進給付の内容を超える者は、雇用保険法の適用の対象外となります。そのため公務員は退職しても失業時の給付を受けることはできず、在職時に被保険者が受けられるそのほかの給付を受けることもできません（適用対象外なので雇用保険料も徴収されません）。

▷ **パート、アルバイト、派遣労働者などのうち、次に該当する者**

　下記に一つでも該当する人は適用除外となります。

・**1 週間の所定労働時間が 20 時間未満の者**

・**同じ会社に 31 日以上雇われる見込みがない者**

▷ **学生・生徒**

　いわゆる「昼間学生」といわれる昼間に学校に通う学生アルバイトは、基本的には適用除外となります。これが労災保険とは異なる点です。ただし、**表 2** に当てはまる場合は被保険者となります。

雇用保険料

　農林水産・清酒製造の事業、建設の事業を除く「一般の事業」の 2024 年度の「雇用保険料率」は、労働者負担分が 0.6％、事業主負担分が 0.95％です。

一般の事業における雇用保険料の労働者負担分の計算式は「賃金総額×0.6％」となります。この「賃金総額」とは、税金や社会保険料などを控除する前の「支払総額」のことです。

　たとえば賃金総額が毎月 20 万円なら、給与から控除される労働者負担分の雇用保険料は毎月 1,200 円になります。

賃金総額 20 万円×雇用保険料率 0.6％＝雇用保険料 1,200 円

雇用保険被保険者証

　会社が雇用保険の資格取得手続きを行うと「雇用保険被保険者証」（**図 1**）が発行されます。雇用保険に加入したことが本人に伝わるよう、確実に本人に渡す必要がありますが、健康保険の被保険者証（マイナ保険証、資格確認書、保険証）のように、手元にないと病院の受診時に困るというようなものではないことから、会社で保管している場合もあります。

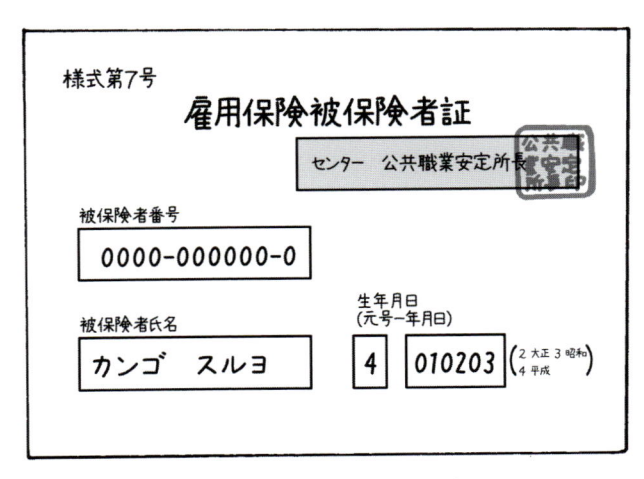

図1　雇用保険被保険者証のイメージ

雇用保険の保険給付の種類：①失業等給付

　雇用保険の保険給付である失業等給付と育児休業給付は**図2**のような構成になっています（一部省略しています）。冒頭でも説明した通り、失業等給付は、1. 求職者給付、2. 就職促進給付、3. 雇用継続給付、4. 教育訓練給付の4種類に分けられます。それでは求職者給付から順番に説明します。

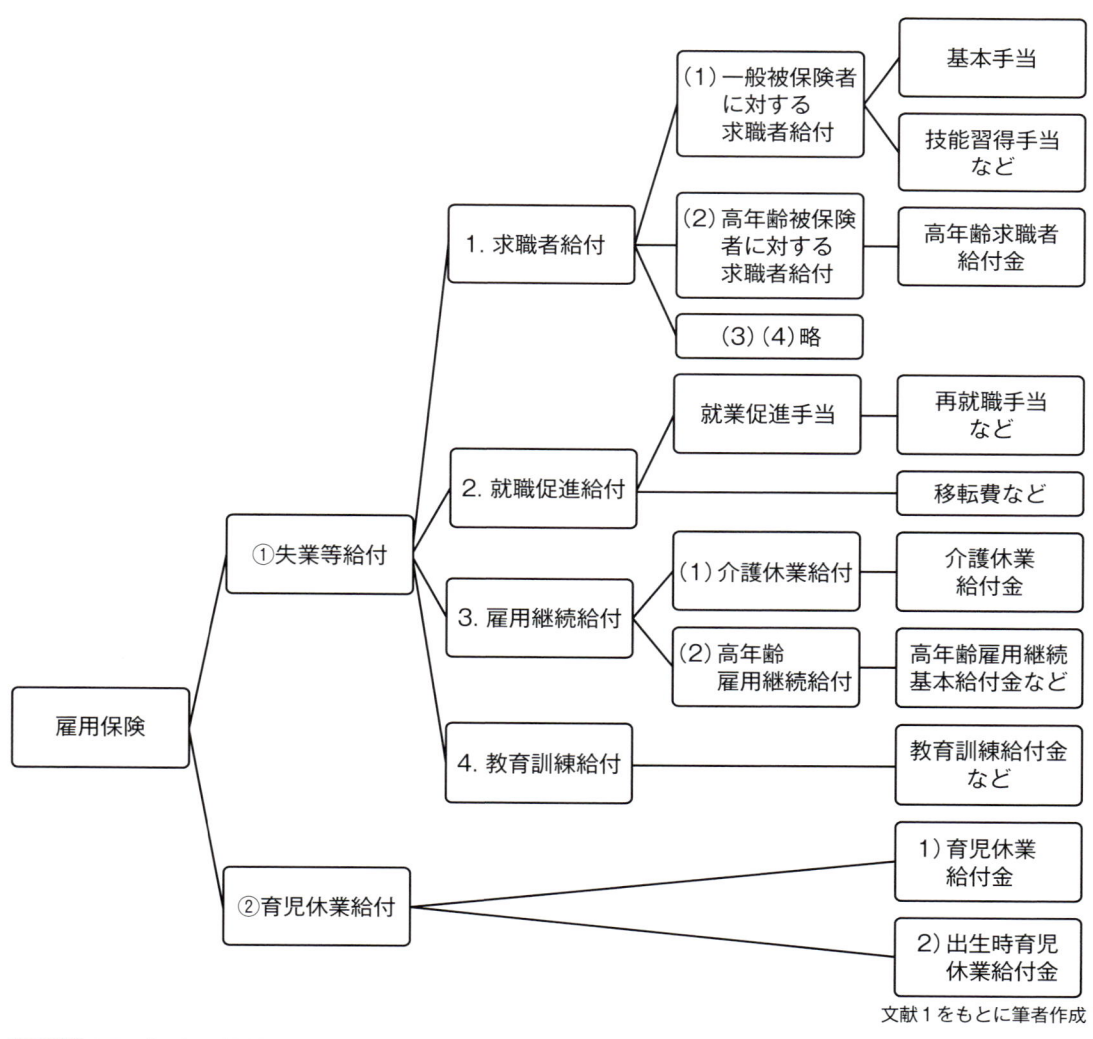

文献1をもとに筆者作成

図2　雇用保険の給付の構成

1. 求職者給付：(1) 一般被保険者に対する求職者給付

　求職者給付には、「一般被保険者に対する求職者給付」「高年齢被保険者に対する求職者給付」「短期雇用特例被保険者に対する求職者給付」「日雇労働被保険者に対する求職者給付」があります。

　一般被保険者に対する求職者給付とは、一般被保険者が失業した場合の求職者に対する給付のことです。大きく分けて「基本手当」「技能習得手当」「寄宿手当」「傷病手当」の4つがあります。本稿では、その中の主要な給付である基本手当について解説します。

▷ 基本手当

　一般的に「失業給付」「失業手当」といわれるものは、正式には「基本手当」といいます。基本手当は一般被保険者が離職した場合の給付の一つで、失業の状態にある日について支給される手当です。

　基本手当を受給するには、次のすべての受給資格要件が必要です。

＜基本手当の受給資格要件＞

ⅰ　一般被保険者が離職[1]して、雇用保険の被保険者ではなくなっていること

ⅱ　失業[2]していること

ⅲ　離職の日以前2年間に雇用保険の被保険者期間が12カ月以上あること

　　（倒産・解雇などによる離職など、一定の場合は、離職の日以前1年間に雇用保険の被保険者期間が6カ月以上あること）

[1]　離職……事業主との雇用関係が終了すること
[2]　失業……離職して労働の意思および能力を有するにもかかわらず、職業につくことができない状態

　一般被保険者が離職していても、働かずに専門学校へ入り直そうとしていたり、病気で働けないといった場合には働く意思や能力がないとみなされ、上記のⅱの要件を満たさないことになるため、基本手当を受給することはできません。

● **支給額**

　基本手当の1日当たりの給付額を「基本手当日額」といいます。計算式は次のようになります。

> 基本手当日額＝離職前6カ月の賃金の合計÷180×給付率（45 ～ 80%）

　基本手当日額には、次のように「下限額」と離職時の年齢区分別の「上限額」があります。

> ＜基本手当日額の下限額と上限額＞（2024 年 12 月時点）
> 下限額：2,295 円
> 上限額：30 歳未満 7,065 円、30 歳以上 45 歳未満 7,845 円、45 歳以上 60
> 　　　　歳未満 8,635 円、60 歳以上 65 歳未満 7,420 円

● **支給日数**

　基本手当を受給できる日数は、離職時の年齢、被保険者であった期間、離職理由などによって異なり、次ページ**図3**のようになっています。この日数を「所定給付日数」といいます。

● **支給開始のタイミングと受給できる期間**

　基本手当を受給するには、労働の意思や能力があるのに仕事が見つかっていないことが前提であるため、まずはハローワークへ行き、退職後に会社から受領した離職票を提出し（離職票の提出先は一部例外がありますが、ここでは省略します）、仕事探しの申し込み（求職の申し込み）をすることが必要です。この手続き開始の日を「受給資格決定日」といいます。

　受給資格決定日から、失業の状態が通算して7日間経過するまでは、基本手当は支給されません。この期間のことを「待期」といいます。待期が経過（待期満了）

①一般の受給資格者（契約期間満了、定年退職、自己都合退職など、以下の②、③以外のすべての離職者）

離職時の年齢 ＼ 被保険者であった期間	10 年未満	10 年以上 20 年未満	20 年以上
65 歳未満	90 日	120 日	150 日

②倒産、解雇、一定の要件を満たす雇止めでの離職者（以下の③を除く）
※一定の要件を満たす雇止めでの離職者は、離職日が 2027 年 3 月 31 日までの人が対象

離職時の年齢 ＼ 被保険者であった期間	1 年未満	1 年以上 5 年未満	5 年以上 10 年未満	10 年以上 20 年未満	20 年以上
30 歳未満	90 日	90 日	120 日	180 日	－
30 歳以上 35 歳未満	90 日	120 日	180 日	210 日	240 日
35 歳以上 45 歳未満	90 日	150 日	180 日	240 日	270 日
45 歳以上 60 歳未満	90 日	180 日	240 日	270 日	330 日
60 歳以上 65 歳未満	90 日	150 日	180 日	210 日	240 日

③障害者等の就職困難者（本人からの申し出が必要）
※「1 年未満」欄は、上記②に該当する理由またはそのほかやむを得ない理由により離職した人にのみ適用

離職時の年齢 ＼ 被保険者であった期間	1 年未満	1 年以上
45 歳未満	150 日	300 日
45 歳以上 65 歳未満	150 日	360 日

文献２などをもとに筆者作成

図3 基本手当の所定給付日数

した後は、「給付制限」がある場合とない場合で基本手当の支給開始時期が変わります。給付制限がある場合とは、「正当な理由がなく自己都合で離職した人」「自己の責任による重大な理由により解雇された人（重責解雇）」のいずれかにあてはまる場合です。この給付制限がある場合は、待期満了の翌日からさらに２カ月（重責解雇の場合、および正当な理由がない自己都合による退職者で過去５年間のうち２回を超える場合は３カ月）間が経過した後に、引き続き失業の状態にある場合に基本手当の支給が開始されます。給付制限がない場合は、待期満了後に引き続き失業の状態にある場合は、すぐに基本手当の支給が開始されます。

　なお、基本手当を受給できる期間は、原則として離職日の翌日から１年間（所定給付日数が 330 日の人は１年間＋30 日、360 日の人は１年間＋60 日）です。この期間を「受給期間」といいます。受給期間は、ハローワークで求職の申し込みを

表3　基本手当の受給のまとめ

離職理由	解雇、定年、契約期間満了で離職 （右記以外の離職）	自己都合、重責解雇で離職
給付制限	無	有（2カ月 or 3カ月）
基本手当支給開始の タイミング	離職票を提出し、求職の申し込みを してから7日間の待期が経過した後	離職票を提出し、求職の申し込みを してから7日間の待期が経過した後、 さらに2カ月（3カ月）間の給付制 限期間が経過した後
受給期間	原則として離職の日の翌日から1年間	

行ってから1年間ではなく、「離職日の翌日から1年間」であるため、所定給付日数が多い場合や給付制限がある場合は、離職後にハローワークでの手続きを後回しにして求職の申し込みが遅れると、所定給付日数のうちの一部の基本手当を受給期間内に受けられなくなる可能性があるため注意が必要です。

　以上のことをまとめると**表3**になります。

● 特定受給資格者と特定理由離職者

　「特定受給資格者」とは、倒産・解雇などの理由により、再就職の準備をする時間的余裕なく離職を余儀なくされた人のことをいいます。**図3**の所定給付日数では②の表に該当するため、基本手当を受給できる条件が緩和されたり、所定給付日数が増えたりするなど、手厚くなっています。

　「特定理由離職者」とは、特定受給資格者以外で、期間の定めのある労働契約が更新されなかったことにより離職した人（一定の要件を満たす雇止めの場合に限る）や、一定の正当な理由のある自己都合退職をした人のことをいいます。前者については、離職日が2027年3月31日までの人についてのみ、特定受給資格者同様、**図3**の②の表の内容が適用されます。

　なお、一定の正当な理由のある自己都合退職の一例としては、次の内容があげられます[3]。

　・体力の不足、心身の障害、疾病、負傷、視力の減退、聴力の減退、触覚の減退
　　などにより離職した者

・父もしくは母の死亡、疾病、負傷などのため、父もしくは母を扶養するために離職を余儀なくされた場合、または常時本人の看護を必要とする親族の疾病、負傷などのために離職を余儀なくされた場合のように、家庭の事情が急変したことにより離職した者

・配偶者または扶養すべき親族と、別居生活を続けることが困難となったことにより離職した者

● 基本手当の受給手続きの流れ

　基本手当の受給手続きの流れは**図4**の通りです。「失業の認定」を受けるためには、客観的に確認することができる仕事探しの実績が必要となります。この実績のことを「求職活動実績」といいます。基本手当の支給を受けるためには、前回の認定日から今回の認定日の前日までの期間（認定対象期間）中に、求職活動実績として認められる活動を、原則として最低2回以上行うことが必要となります。

　求職活動実績として認められる主なものは次の通りです。

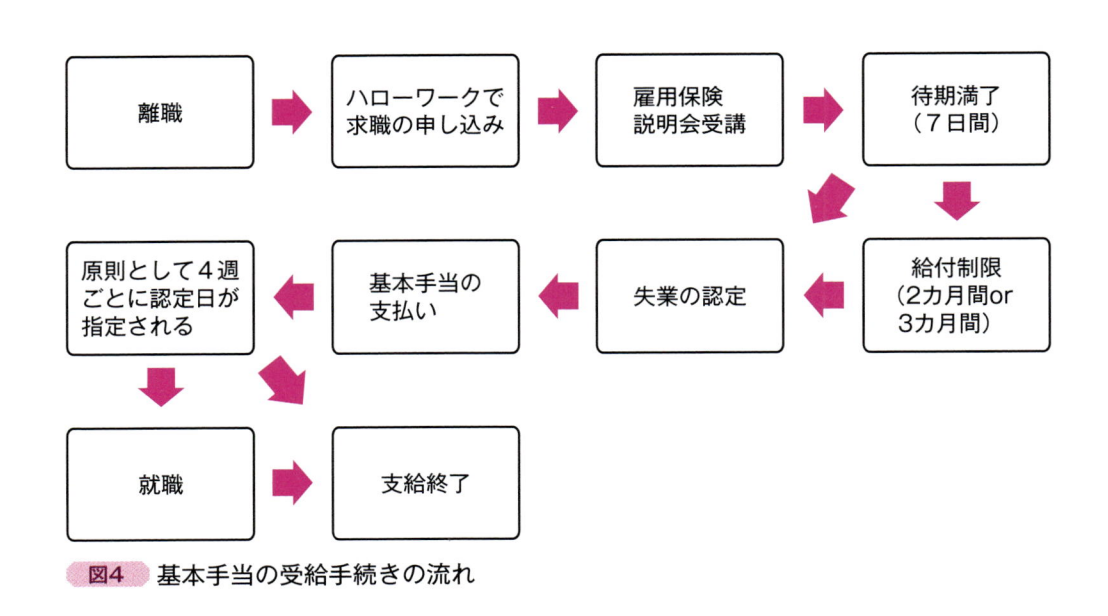

図4 基本手当の受給手続きの流れ

＜求職活動実績として認められるもの＞
・求人への応募
・ハローワークなどが行う職業相談、職業紹介、各種講習・セミナー受講
・許可・届出のある民間機関（民間職業紹介事業所、労働派遣事業所）が行う職業相談、職業紹介、求職活動方法などを指導するセミナーなどの受講
・公的機関など（地方自治体、独立行政法人高齢・障害・求職者雇用支援機構、新聞社など）が行う職業相談、各種講習・セミナー、個別相談ができる企業説明会などの受講、参加など
・再就職に資する各種国家試験、検定などの資格試験の受験など

　なお、ハローワークや新聞、インターネットなどで求人情報を閲覧することや、知人に仕事の紹介依頼をすることなどは求職活動実績には含まれません。

1. 求職者給付：（2）高年齢被保険者に対する求職者給付

　高年齢被保険者またはマルチ高年齢被保険者（以下、高年齢被保険者等）が失業した場合の求職者給付に、「高年齢求職者給付金」があります。

▷ 高年齢求職者給付金

　高年齢求職者給付金は、65歳以上の雇用保険に加入する人（高年齢被保険者等）が失業した場合の給付です。一定の要件を満たすことで、基本手当の代わりに、被保険者であった期間に応じて1年未満の場合は基本手当日額の30日分、1年以上の場合は50日分に相当する一時金が支給されます。

2. 就職促進給付：就業促進手当

　「就職促進給付」は、冒頭で触れた通り、失業者の再就職を援助、促進することを主な目的としています。就職促進給付には「就業促進手当」のほか「移転費」などの給付があり、また就業促進手当にもいくつかの給付があります。ここでは就業

促進手当の中でも主要な給付である「再就職手当」について触れたいと思います。

▷ 再就職手当

　「再就職手当」は、基本手当の受給資格者が早期に安定した職業に就いたときに支給される一時金です。具体的には、基本手当の受給資格者が、所定給付日数の3分の1以上を残して安定した職業に就いた場合に、一定の要件に基づき、次の計算式による再就職手当が支給されます。

<基本手当の支給残日数が所定給付日数の3分の1以上の場合>
再就職手当＝基本手当日額×所定給付日数の支給残日数×60%

<基本手当の支給残日数が所定給付日数の3分の2以上の場合>
再就職手当＝基本手当日額×所定給付日数の支給残日数×70%

　再就職手当の計算に用いる基本手当日額は、次のように、基本手当で触れた上限額とは別の上限額が定められています。

<再就職手当の基本手当日額の上限額>（2024年12月時点）
・離職時の年齢が60歳未満：6,395円
・離職時の年齢が60歳以上65歳未満：5,170円

3. 雇用継続給付：（1）介護休業給付

　雇用継続給付は、冒頭で触れた通り、雇用の継続が困難となる事由が生じた場合に仕事を辞めずに継続することを援助、促進することを目的とした給付で、「介護休業給付」と「高年齢雇用継続給付」の2つがあります。

　まずは介護休業給付について説明します。1999年度から「育児・介護休業法」（育児休業、介護休業等育児又は家族介護を行う労働者の福祉に関する法律）によ

る介護休業制度の義務化に伴い、雇用保険法においても、労働者が介護休業を取得しやすくなるよう雇用継続給付の一つとして、1999年4月1日より介護休業給付が創設されました。

▷ **介護休業給付金**

介護休業給付においては、次のすべての受給資格要件を満たす場合に「介護休業給付金」が支給されます。

＜介護休業給付金の受給資格要件＞
・介護休業を開始した日前2年間に「みなし被保険者期間」が通算して12カ月以上あること
・2週間以上にわたり常時介護を要する要介護状態にある「対象家族」を介護するために介護休業を取得したこと
・一般被保険者または高年齢被保険者またはマルチ高年齢被保険者であること

上記の「みなし被保険者期間」とは、休業を開始した日を被保険者でなくなった日とみなして計算される、被保険者期間に相当する期間を指します。そして「対象家族」とは、配偶者（事実婚含む）、父母（養父母含む）、子（養子含む）、配偶者の父母（養父母含む）、祖父母、兄弟姉妹、孫のことをいいます（次ページ図5）。

● **支給日数**

介護休業は、対象家族1人につき3回まで、通算93日まで取得できます。この介護休業の取得日数にあわせて、介護休業給付金も対象家族1人につき3回まで、通算93日を限度に支給されます。たとえば介護休業を長期にわたり継続して取得した場合は93日を限度に支給されます。または、介護休業をたとえば1回目30日、2回目30日、3回目33日と分けて取得した場合も、通算93日分が支給されます。

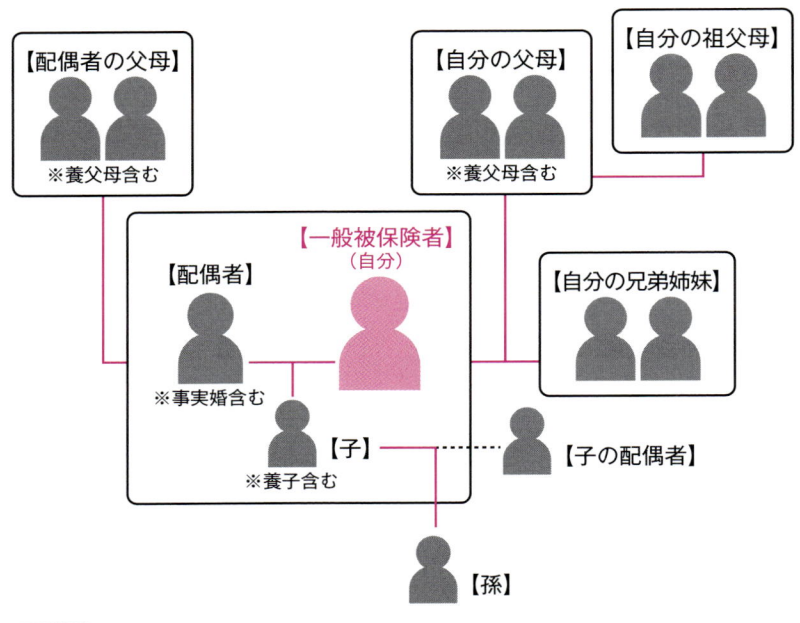

図5 介護休業給付金の「対象家族」

● 支給額

支給額は次のように計算します。

$$支給額 ＝ 休業開始時賃金日額×支給日数×給付率67％$$

「休業開始時賃金日額」とは、原則、介護休業前6カ月間の賃金を180（1カ月30日×6カ月＝180日）で割った金額です。休業開始時賃金日額の上限額は1万7,270円です（2024年12月時点）。なお、介護休業期間中に賃金が支払われている場合は、支給額が減額されたり、支給されない場合があります。

介護休業給付金は非課税です。また、介護休業期間中でも社会保険料は労働者・事業主ともに支払うことになります。休業中の社会保険料の労働者負担分は給与から控除できないため、事業主からの請求などに応じて、労働者が支払うことになります。

3.　雇用継続給付：（2）高年齢雇用継続給付

　「高年齢雇用継続給付」は、高齢化が進む中で、60 歳から 65 歳までの雇用継続を援助・促進することを目的としています。60 歳以上 65 歳未満の被保険者が、原則として、60 歳に達した時点の給料に比べて、その給料が 75％未満に下がった状態で働いている場合に、その低下率に応じて、各月に支払われた給与の最大 15％の給付金が支給されます。60 歳の定年後に嘱託などで同じ会社に再雇用され、給料が 75％未満になった場合が支給される典型的なケースです。

　高年齢雇用継続給付には、基本手当などの雇用保険を受給していない人を対象とした「高年齢雇用継続基本給付金」と、基本手当などの雇用保険の受給中に再就職した人を対象とした「高年齢再就職給付金」の 2 種類があります。

4.　教育訓練給付

　「教育訓練給付」は、ここまで説明してきた雇用保険の給付とは少し異なる給付で、労働者の主体的なスキルアップを支援するものです。「教育訓練給付金」と「教育訓練支援給付金」の 2 種類がありますが、ここではより主要な給付である教育訓練給付金の概要を説明します。

▷ 教育訓練給付金

　教育訓練給付金は、厚生労働大臣の指定を受けた教育訓練を受講・修了した人に対して、その費用の一部を支給するものです。対象となる具体的な講座は、「教育訓練給付制度」の検索システム[4] で、資格名や学校名を入れて検索できます。看護師や介護福祉士の資格も給付金の対象となります。

　対象となる教育訓練は、そのレベルなどに応じて、「専門実践教育訓練」「特定一般教育訓練」「一般教育訓練」の 3 種類があり、それぞれ給付金の給付率が異なります（次ページ表 4）。

表4 教育訓練の種類と給付率

種類	専門実践教育訓練	特定一般教育訓練	一般教育訓練
対象	労働者の中長期的なキャリア形成を目指した教育訓練 例：業務独占資格などの取得を目標とする講座として、看護師、介護福祉士など	労働者の速やかな再就職および早期のキャリア形成を目指した教育訓練 例：業務独占資格などの取得を目標とする講座として、介護支援専門員実務研修、介護職員初任者研修、特定行為研修など	雇用の安定・就職の促進を目指した教育訓練 例：資格の取得を目標とする講座として、介護福祉士実務者養成研修、介護職員初任者研修、社会保険労務士など
給付率	・受講費用の50％（年間上限40万円）が訓練受講中6カ月ごとに支給される。 ・さらに、そのほか一定の条件を満たすことで、上記と合わせて最大で受講費用の80％（年間上限64万円）が支給される。	・受講費用の40％（上限20万円）が訓練修了後に支給される。 ・さらに、そのほか一定の条件を満たすことで、上記と合わせて最大で受講費用の50％（上限25万円）が支給される。	・受講費用の20％（上限10万円）が訓練修了後に支給される。

　教育訓練給付金の支給要件をフローチャートで示すと**図6**のようになります。また、受給の流れは**図7**のようになります。

雇用保険の保険給付の種類：②育児休業給付

　育児休業給付は、冒頭で触れた通り、必要な給付を行うことで育休を取得しやすくし、仕事を辞めずに継続することを援助、促進することを目的としています。育休を取得した雇用保険の被保険者に対して、「育児休業給付金」や「出生時育児休業給付金」が支給されます。

1）育児休業給付金

　「育児休業給付金」とは、原則1歳未満の子を養育するために育休を取得した場合、一定の要件を満たすことで受けられる給付です。

▷ **受給資格要件**

　次のすべてを満たす場合に受給資格があります。

給付条件

教育訓練給付を受けるには、雇用保険の加入期間などの条件があります。
パート・アルバイトや派遣労働者の方も対象です。

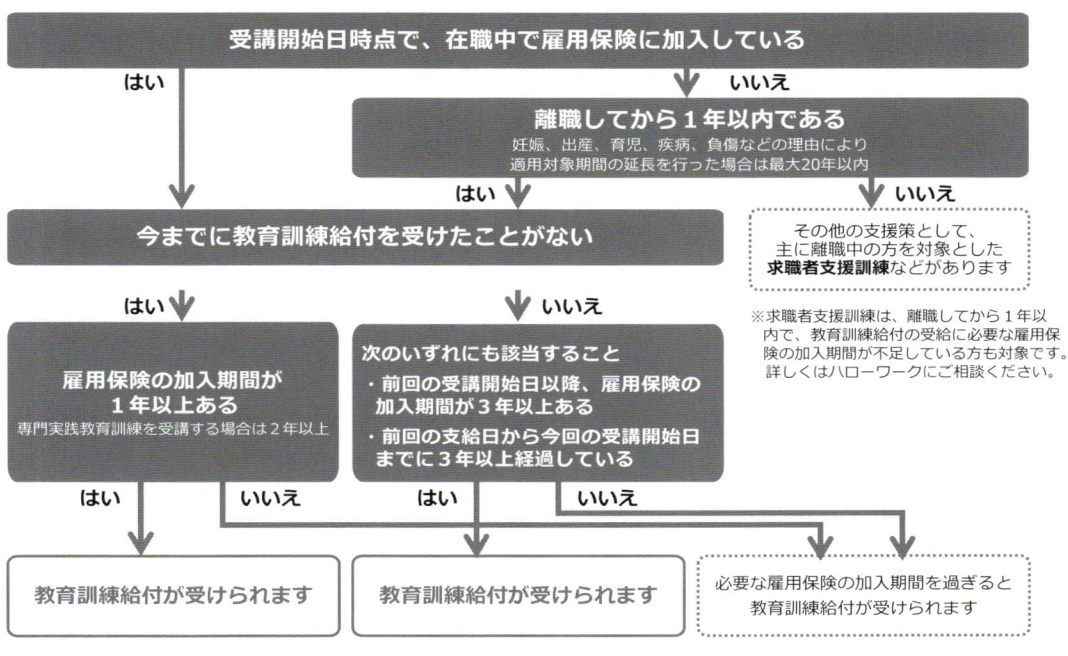

受講開始日時点で、在職中で雇用保険に加入している

はい / いいえ

離職してから 1 年以内である
妊娠、出産、育児、疾病、負傷などの理由により
適用対象期間の延長を行った場合は最大20年以内

はい / いいえ

今までに教育訓練給付を受けたことがない

その他の支援策として、
主に離職中の方を対象とした
求職者支援訓練などがあります

※求職者支援訓練は、離職してから 1 年以
内で、教育訓練給付の受給に必要な雇用保
険の加入期間が不足している方も対象です。
詳しくはハローワークにご相談ください。

はい / いいえ

**雇用保険の加入期間が
1 年以上ある**
専門実践教育訓練を受講する場合は 2 年以上

次のいずれにも該当すること
・前回の受講開始日以降、雇用保険の
加入期間が 3 年以上ある
・前回の支給日から今回の受講開始日
までに 3 年以上経過している

はい / いいえ / はい / いいえ

教育訓練給付が受けられます

教育訓練給付が受けられます

必要な雇用保険の加入期間を過ぎると
教育訓練給付が受けられます

図6 教育訓練給付金の支給要件フローチャート[5]

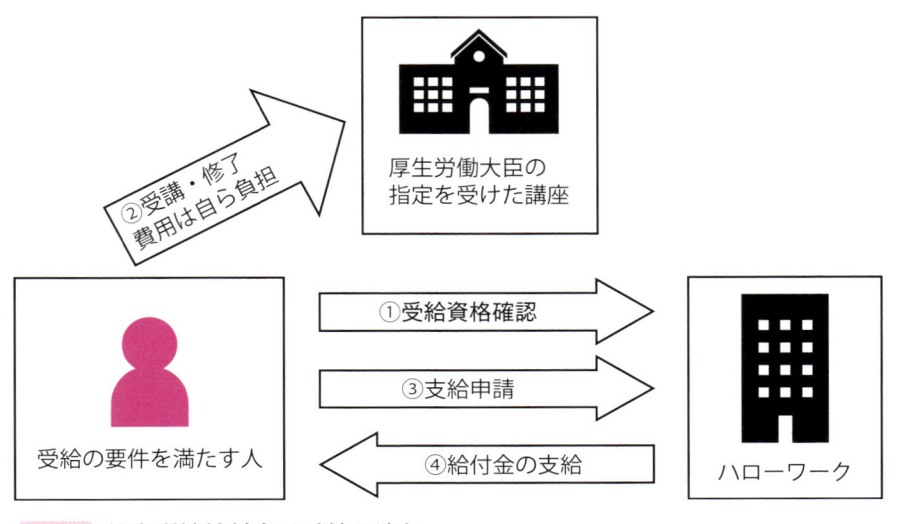

②受講・修了
費用は自ら負担

厚生労働大臣の
指定を受けた講座

受給の要件を満たす人

①受給資格確認

③支給申請

④給付金の支給

ハローワーク

図7 教育訓練給付金の受給の流れ

- ・育休を開始した日前2年間にみなし被保険者期間が通算して12カ月以上あること
- ・1歳未満の子を養育するために、育休を取得したこと
- ・一般被保険者または高年齢被保険者またはマルチ高年齢被保険者であること

なお、女性だけでなく、当然、男性も受給資格があります。

▷ **支給期間**

支給期間は次のいずれかまでとなります。

- ・育休開始日から原則として養育している子が1歳に達する日の前日までの期間（1歳の誕生日の前々日までの期間）。
- ・パパ・ママ育休プラス（父母がともに育休を取得する場合に、一定の要件を満たすと育休取得期間を延長できる制度）を利用する場合は、子が1歳2カ月に達する日の前日までの期間
- ・保育所への入所を希望し申し込みをしているが入所できないなど、一定の場合には、子が1歳6カ月または2歳に達する日の前日までの期間
- ・上記すべての場合において、それぞれの期間よりも前に育休を終了したときは、育休を終了した日までの期間

▷ **支給額**

支給額は次のように計算します。

> 支給額 ＝ 休業開始時賃金日額×支給日数×給付率67％（支給日数181日以降は給付率50％）

「休業開始時賃金日額」とは、原則、育休前6カ月間の賃金を180で割った金額です。産前・産後休業を取得した場合は、原則、産前・産後休業開始前6カ月間の賃金を180で割った金額となります。休業開始時賃金日額の上限額は1万5,690円です（2024年12月時点）。なお、育児休業期間中に賃金が支払われている場合は、支給額が減額されたり、支給されない場合があります。

育児休業給付金は非課税です。また、育休中は社会保険料が免除されます。

2）出生時育児休業給付金

「出生時育児休業給付金」とは、子の出生後 8 週間の期間内に合計 4 週間分（28 日）を限度として、出生時育児休業（「産後パパ育休」ともいいます）を取得した場合、一定の要件を満たすと受けられる給付です。下記に示します。

▷ **受給資格要件**

次のすべてを満たす場合に受給資格があります。

- 育休を開始した日前 2 年間にみなし被保険者期間が通算して 12 カ月以上あること
- 「子の出生日または出産予定日のうち早い日」から「子の出生日または出産予定日のうち遅い日から起算して 8 週間を経過する日の翌日まで」の期間内に、28 日以内の、その子を養育するための出生時育児休業（産後パパ育休）を取得したこと
- 一般被保険者または高年齢被保険者またはマルチ高年齢被保険者であること

▷ **支給期間**

出生時育児休業給付金の支給期間は最大で 28 日間です。なお、出生時育児休業給付金が支給された日数は、育児休業給付金の給付率 67％の上限日数である 180 日に通算されます。

▷ **支給額**

支給額は次のように計算します。

支給額 ＝ 休業開始時賃金日額×休業期間の日数（上限 28 日）×給付率 67％

出生時育児休業期間中に賃金が支払われている場合は、支給額が減額されたり、支給されない場合があります。なお、育児休業給付金同様、出生時育児休業給付金

も非課税です。

雇用保険法の今後の主な改正

ここからは雇用保険法における今後の主な改正内容をお伝えします。

自己都合離職者の給付制限の見直し

失業等給付の基本手当の受給にあたり、自己都合離職者に対しては、待期満了の翌日から原則２カ月間（５年以内に２回を超える場合は３カ月）の給付制限期間があります。

2025年４月１日からは、離職期間中や離職日前１年以内に、自ら雇用の安定および就職の促進に資する教育訓練を行った場合には給付制限が解除されます。このほか、原則の給付制限期間が２カ月から１カ月に短縮されます（**図8**）。ただし、５年間で３回以上の自己都合離職をした場合には給付制限期間が３カ月となります。

教育訓練中の生活を支えるための給付創設

雇用保険の被保険者が教育訓練を受けるための休暇を取得した場合に、基本手当に相当する給付として、賃金の一定割合を支給する「教育訓練休暇給付金」が2025年10月１日より創設されます。概要は次の通りです。

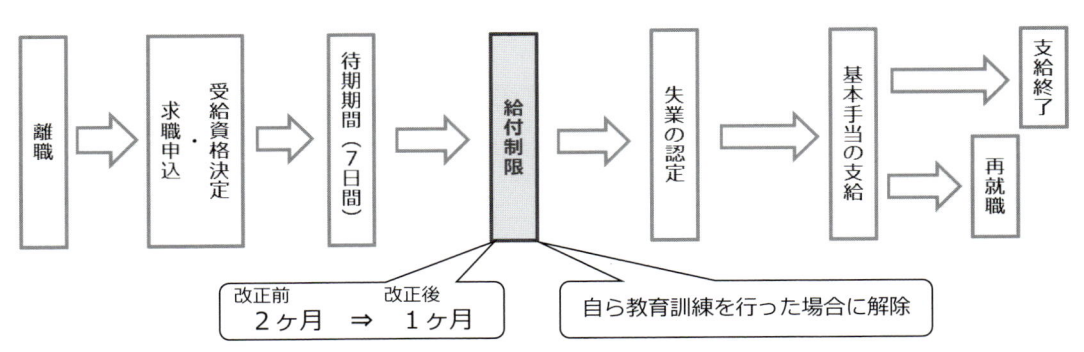

図8 自己都合離職者の基本手当の受給手続きの流れ[6)]

＜教育訓練休暇給付金の概要＞

対象者　：雇用保険の被保険者

支給要件：教育訓練のための休暇（無給が条件）を取得すること

　　　　　被保険者期間が 5 年以上あること

給付内容：離職した場合に支給される基本手当の額と同じ

　　　　　給付日数は被保険者期間に応じて、90 日、120 日、150 日のいずれか

出生後休業支援給付の創設

　2025 年 4 月 1 日から、子の出生直後の一定期間内（男性は子の出生後 8 週間以内、女性は産後休業後 8 週間以内）に、両親ともに 14 日以上の育休を取得する場合、最大 28 日間、休業開始前賃金の 13％相当額が給付されます。これにより、育児休業給付（出生時育児休業給付）と合わせて給付率80％となり、手取りで 10 割相当への引き上げとなります。なお、配偶者が専業主婦（夫）の場合やひとり親家庭の場合などは、配偶者の育休の取得を求めずに給付率を引き上げます。

　出生後休業支援給付を合わせた育児休業給付全体のイメージは図 9 の通りです。

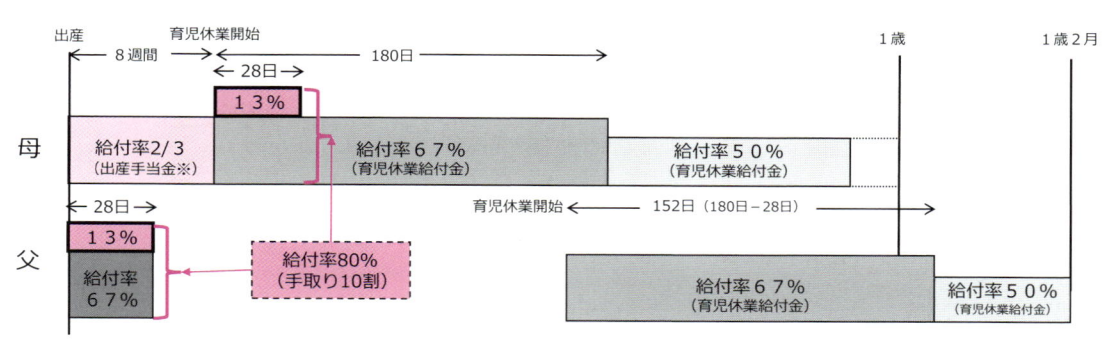

※健康保険等により、産前 6 週間、産後 8 週間について、過去12ヶ月における平均標準報酬月額の2/3相当額を支給。

図9　2025 年 4 月 1 日からの育児休業給付の給付イメージ[7]

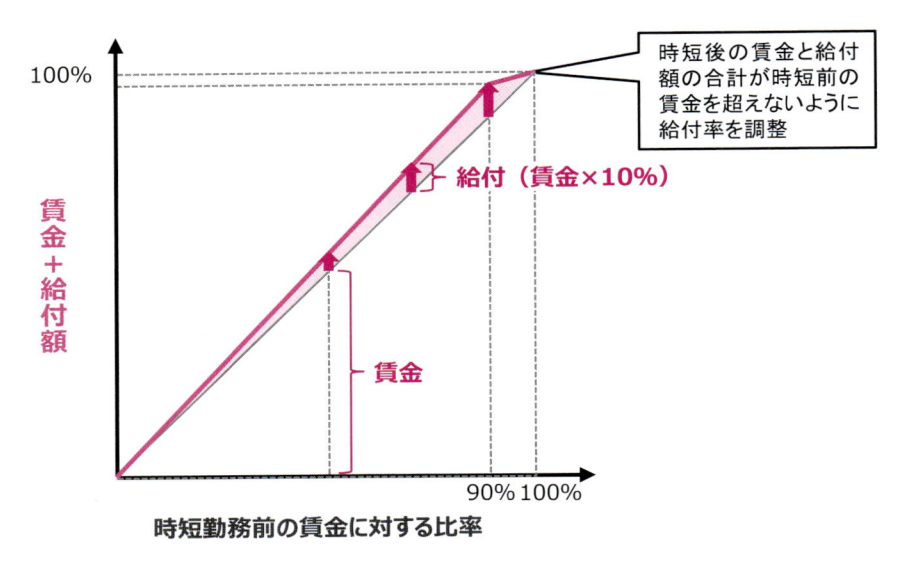

図10 育児時短就業給付の給付イメージ[8)]

育児時短就業給付の創設

　2025年4月1日から、雇用保険の被保険者が2歳未満の子を養育するために短時間勤務を行う場合、短時間勤務中に支払われた賃金額の最大10%が支給されます。ただし、**図10**の給付イメージの通り、短時間勤務後の賃金と給付額の合計が短時間勤務前の賃金を超えないよう、給付率が調整されます。

引用・参考文献 ◇◇

1）厚生労働省. 雇用保険事務手続きの手引き. 令和6年8月版. 177.
　https://www.mhlw.go.jp/content/11600000/001280349.pdf (2024年12月閲覧)
2）ハローワークほか.（求職者の方へ）正しく受給するために必ずお読みください. 雇用保険の失業等給付受給資格者のしおり. 9.
　https://jsite.mhlw.go.jp/okinawa-roudoukyoku/content/contents/001322490.pdf (2024年12月閲覧)
3）厚生労働省ほか. 事業主及び被保険者・離職者の皆さまへ 特定受給資格者及び特定理由離職者の範囲と判断基準. 2.
　https://www.mhlw.go.jp/file/06-Seisakujouhou-11600000-Shokugyouanteikyoku/0000147318.pdf (2024年12月閲覧)
4）教育訓練給付制度 厚生労働大臣指定教育訓練講座. 検索システム.
　https://www.kyufu.mhlw.go.jp/kensaku/ (2024年12月閲覧)
5）厚生労働省. キャリアアップ・キャリアチェンジを目指す労働者の皆さまへ 教育訓練給付制度のご案内. 2.
　https://www.mhlw.go.jp/content/001155029.pdf (2024年12月閲覧)
6）職業安定分科会雇用保険部会（第195回）.「雇用保険法等の一部を改正する法律」の成立について. 令和6年5月20日. 5.
　https://www.mhlw.go.jp/content/11601000/001253533.pdf (2024年12月閲覧)

7）子ども家庭庁．子ども・子育て支援法等の一部を改正する法律（令和6年法律第47号）の概要．3．
　 https://www.mhlw.go.jp/content/11600000/001263453.pdf（2024年12月閲覧）
8）前掲書7．4．
9）厚生労働省．雇用保険事務手続きの手引き．令和6年8月版．
　 https://www.mhlw.go.jp/content/11600000/001280349.pdf（2024年12月閲覧）
10）厚生労働省 ハローワーク．離職されたみなさまへ．
　　https://www.mhlw.go.jp/content/11600000/000951119.pdf（2024年12月閲覧）
11）厚生労働省．教育訓練給付制度．
　 https://www.mhlw.go.jp/stf/seisakunitsuite/bunya/koyou_roudou/jinzaikaihatsu/kyouiku.html（2024年12月閲覧）
12）TAC．2012年合格目標　基本テキスト　雇用保険法（非売品）．初版第1刷，2011，183p．

6

労災保険

看護師・社会保険労務士　**根岸 有**

サイノツノ社会保険労務士事務所 代表・社会保険労務士　**福田 憲行**

一般社団法人患者家計サポート協会 看護師 FP®　**黒田 ちはる**

- 労災保険では、業務や通勤中のケガや病気などに対して必要な保険給付を行う
- 原則として一人でも労働者を使用する事業であれば適用される
- 企業などに雇用されている労働者以外でも、一定の人には、特別に労災保険に加入できる仕組みがある
- 労災保険の対象になるのは、大きく分けて「業務災害」と「通勤災害」がある

労災と労災保険法

　仕事中にケガをすると「労災だ」と言ったりしますが、労災とは「労働災害」の略で、業務や通勤中のケガや病気などのことをいいます。そして「労災保険」は正式名を「労働者災害補償保険」といい、労災に対して必要な保険給付を行います。

　その目的は、「労災保険法」（労働者災害補償保険法）第 1 条に明記されています（**表 1**）。要約すると、**「労働者が業務上の事由や通勤によって、ケガ、病気、障害、死亡したときに、迅速かつ公正な保護をするために必要な保険給付を行う」**ということになります。また、被災した労働者の社会復帰の促進や労働者とその遺族の援護を行うこと、労働者の安全と衛生が確保されるようにするといったことも書かれています。

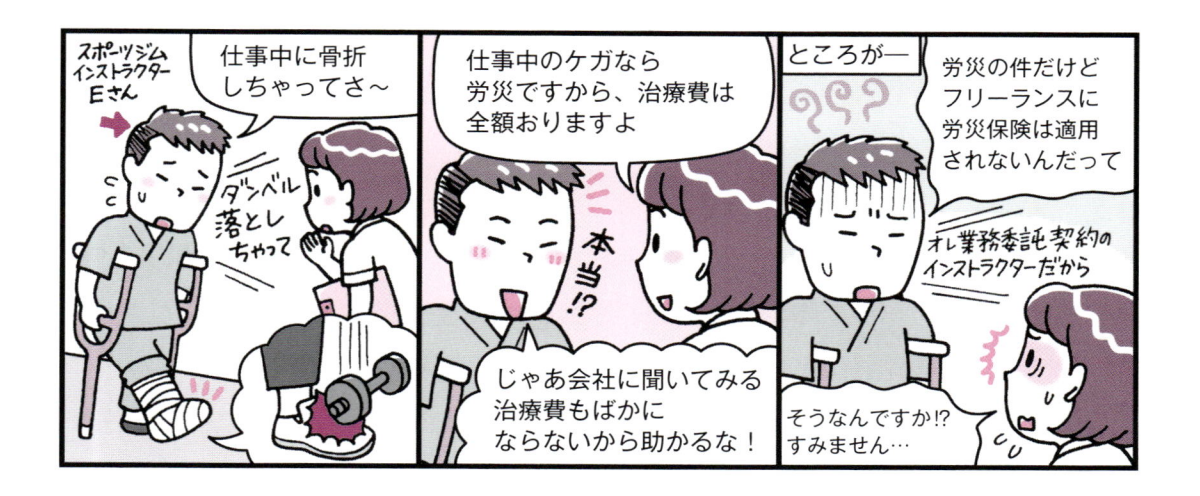

表1　労災保険法　第 1 条

> 第 1 条　労働者災害補償保険は、業務上の事由、事業主が同一人でない二以上の事業に使用される労働者（以下「複数事業労働者」という）の二以上の事業の業務を要因とする事由または通勤による労働者の負傷、疾病、障害、死亡などに対して迅速かつ公正な保護をするため、必要な保険給付を行い、あわせて、業務上の事由、複数事業労働者の二以上の事業の業務を要因とする事由または通勤により負傷し、または疾病にかかった労働者の社会復帰の促進、当該労働者およびその遺族の援護、労働者の安全および衛生の確保などを図り、もって労働者の福祉の増進に寄与することを目的とする。

　また、労災保険法第3条第1項には**「この法律においては、労働者を使用する事業を適用事業とする」**と書かれています。つまり、労災保険法では、原則として一人でも労働者を使用する事業であれば適用されるということです。

　事業主には労災保険の保険料を納める義務があり（労災保険料は全額、事業主負担）、労働者には労災に遭ったときに保険給付を受ける権利があります。また、「労働者を使用する事業を適用事業とする」ため、労働者にはフルタイムで働く人だけでなく、当然アルバイトやパートタイマーなども含まれます。

労災保険の被保険者

　労働者と一口に言っても、民間企業の会社員、病院の看護師、公務員など、さまざまです。実は労災保険の給付はすべての労働者が受けられるわけではありません。さきほどの労災保険法第3条第1項には続きがあり、第3条第2項には、例外として**「一部の事業を除き、官公署の事業には適用しない」**といったことが書かれています。つまり、国家公務員や地方公務員には適用されません。ただし、地方公務員のうち、現業の非常勤職員には労災保険法が適用されます。地方公務員の現業の職種としては、学校の用務員、学校の給食調理員、ごみ収集作業員などがあります。一般職の国家公務員、地方公務員（現業の非常勤職員を除く）には、それぞれ「国家公務員災害補償法」「地方公務員災害補償法」が適用され、それらの法律で公務員は保護されています。

特別加入制度

　労災保険法は、労働者の業務中や通勤中のケガや病気に対する保護を目的としているため、企業などに雇用されていないフリーランスなどは、基本的には労災保険の労働者には該当せず、労災保険は適用されません。また、労働者を使用していない中小事業の場合、事業主は労働者と同様の業務に従事する場合が多くありますが、このような人々にも労災保険は適用されません。

　しかし、その業務の実態や災害発生状況からみて、とくに労働者に準じて保護することが適当であると認められる一定の人には、特別に労災保険に加入できる仕組みがあります。これを「特別加入制度」といいます。特別加入することにより、労働者に準じた労災保険の保護を受けられるようになります。

　一例をあげると、個人でタクシードライバー業をしている人など、厚生労働省令で定める事業を労働者を使用しないで行っている自営業者は、任意に特別加入することが認められています。

▷ **フリーランス向けの特別加入制度**

2024 年 11 月から、一定のフリーランスも労災保険に特別加入できるようになりました。フリーランスが企業などから業務委託を受けて行う事業が、特別加入の対象となります。

冒頭のマンガの E さんは、スポーツジムを経営する企業から、フリーランスとしてスポーツジムのインストラクター業務の業務委託を受けていたため、特別加入の対象でした。しかし特別加入するかどうかは任意であり、E さんは特別加入していなかったため労災保険は適用されず、保険給付を受けることができませんでした。

労災保険の運営主体（保険者）

労災保険の運営は政府が行っています。労災により負傷した場合などは、労災保険の各請求書を勤務先の事業場所在地の労働基準監督署に提出することで、労働基準監督署が必要な調査を行い、労災と認定されれば保険給付が受けられます。

労災保険の対象：業務災害

労災保険の対象になるのは、大きく分けて「業務災害」と「通勤災害」があります。まず業務災害について説明します。業務災害とは、業務上の事由による労働者の負傷、疾病、障害または死亡のことをいいます。業務災害の認定には、次の「業務遂行性」と「業務起因性」の 2 つが必要とされています（次ページ**図 1**）。

業務遂行性

業務遂行性とは、労働者が労働契約に基づいて事業主の支配下（管理下）にある状態のことをいいます。会社の管理下にあれば場所や時間は問いません。業務上の外出や出張先での事故などは会社の管理下にあるといえ、また、業務上の必要があり残業している場合も当然管理下にあります。仮に個人が無許可で休日に業務を行

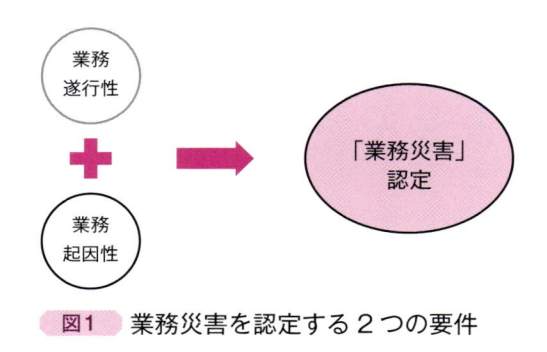

図1 業務災害を認定する 2 つの要件

表2 業務災害と認められるケース・認められないケース例

OK	NG
・就業中、出張中のケガ ・業務と因果関係が認められる病気（腰痛、感染症、石綿による肺がん・中皮腫など）	・就業中に私用で外出したときのケガ ・就業中に同僚とケンカしたときのケガ ・就業中に起こった地震や台風など、天災地変によるケガ

い事故に遭った場合でも、休日出勤しなければ到底期限までに間に合わない業務を課されていたなどの事情があれば、労災認定される可能性はあると考えられます。

業務起因性

業務起因性とは、負傷や疾病などが業務に起因して生じたものであることをいいます。就業中に発生したものについては原則認められますが、休憩中に発生したものや個人的な事情によるもの（たとえば、個人的な恨みが原因で第三者から暴行などを受けて負傷した場合など）は認められません。ただし、休憩中であっても施設や設備の管理状況が原因であれば、業務起因性があったと認められます。

業務遂行性と業務起因性を踏まえて、業務災害と認められるケース・認められないケース例を**表2**に示します。

業務上疾病

ケガばかりが業務災害とは限らず、仕事が原因で病気になることもあります。たとえば暑熱な場所において業務を行ったことによる熱中症や、長期間にわたる長時

表3　厚生労働省「新型コロナウイルスに関する Q&A」より [1)]

4 労災補償 問2　医師、看護師などの医療従事者や介護従事者が、新型コロナウイルス感染症に感染した場合の取り扱いはどのようになりますか。 　患者の診療もしくは看護の業務または介護の業務などに従事する医師、看護師、介護従事者などが新型コロナウイルス感染症に感染した場合には、業務外で感染したことが明らかである場合を除き、原則として労災保険給付の対象となります。 　なお、新型コロナウイルス感染症の感染症法上の位置づけが5類感染症に変更された後においても、この取り扱いに変更はありません。

間労働による脳出血などを「業務上疾病」といいます。具体的に何が業務上疾病にあたるかは、「労働基準法施行規則」別表第1の2に例示されています。

　しかし病気の場合、業務起因性の立証が困難な場合が多くあります。前述の労働基準法施行規則別表第1の2の第六号1には、**「患者の診療もしくは看護の業務、介護の業務または研究その他の目的で病原体を取り扱う業務による伝染性疾患」**とあります。新型コロナウイルス感染症が大流行したのは記憶に新しいですが、たとえば感染した患者を受け入れている病院で看護師として看護の業務に従事しており、自身が感染した場合、勤務先で感染したのか、それ以外の場所で感染したのかについては特定が難しいところです。

　では、どのような場合に業務による感染であると認められるのでしょうか。この問いについては、厚生労働省のウェブサイトに Q & A として掲載されています（**表3**）。国は、**「業務外で感染したことが明らかである場合を除き、原則として労災保険給付の対象となる」**と明言しています。

精神障害における労災認定

　近年、仕事のストレスが関係した精神障害についての労災請求が増えています。厚生労働省が 2024 年6月に公表した「令和5年度　過労死等の労災補償状況」によると、2023 年度の精神障害の請求件数は、前年度より 892 件増えて 3,575 件

となっています[2]。

　労災かどうかの判断に時間がかかっていては、冒頭で紹介した労災保険法の目的の一つである「迅速に保護する」ことはできません。そこで、より早く判断でき、誰にでもわかりやすい基準となるよう、2011年12月に「心理的負荷による精神障害の認定基準（以下、認定基準）」が新たに定められ、これに基づいて労災認定を行うことになりました。その後、この認定基準は何度か改正され、現時点では2023年9月改正が最新となります。

　では、どのような場合に精神障害が労災認定されるのかについて、厚生労働省の資料「精神障害の労災認定」[3] をもとに、その概要を解説します。

精神障害の発病についての考え方

　精神障害は、外部からのストレス（仕事によるストレスや私生活でのストレス）と、そのストレスへの個人の反応のしやすさとの関係で発病に至ると考えられています。精神障害が労災認定されるには、その発病が仕事による強いストレスによるものと判断できる場合に限ります。

　仕事によるストレス（業務による心理的負荷）が強かった場合でも、同時に私生活でのストレス（業務以外の心理的負荷）が強かったり、重度のアルコール依存があるなど、ストレスに対する反応のしやすさ（個体側要因）に顕著なものがある場合は、どれが発病の原因なのかを医学的に慎重に判断します[4]。つまり、「どの要因で精神障害を発病したのか」がポイントの一つになります（**図2**）。

精神障害における3つの認定要件

　精神障害で労災認定されるには、次の3つの要件[5] が必要です。

①認定基準の対象となる精神障害を発病していること
②認定基準の対象となる精神障害の発病前おおむね6カ月の間に、業務による
　強い心理的負荷が認められること

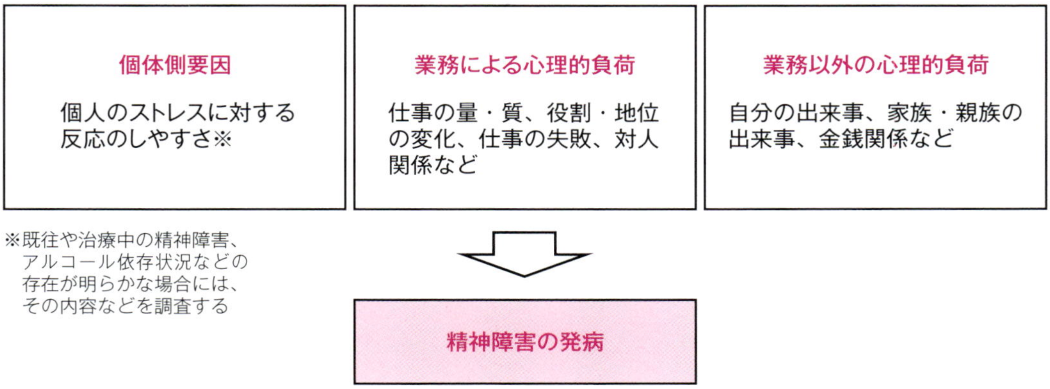

個体側要因	業務による心理的負荷	業務以外の心理的負荷
個人のストレスに対する反応のしやすさ※	仕事の量・質、役割・地位の変化、仕事の失敗、対人関係など	自分の出来事、家族・親族の出来事、金銭関係など

※既往や治療中の精神障害、アルコール依存状況などの存在が明らかな場合には、その内容などを調査する

精神障害の発病

文献 4 をもとに筆者作成

図2 精神障害の発病要因

表4 ICD-10 第Ⅴ章「精神および行動の障害」分類 [5]

分類コード	疾病の種類
F0	症状性を含む器質性精神障害
F1	精神作用物質使用による精神および行動の障害
F2	統合失調症、統合失調症型障害および妄想性障害
F3	気分［感情］障害
F4	神経症性障害、ストレス関連障害および身体表現性障害
F5	生理的障害および身体的要因に関連した行動症候群
F6	成人の人格および行動の障害
F7	知的障害〈精神遅滞〉
F8	心理的発達の障害
F9	小児〈児童〉期および青年期に通常発症する行動および情緒の障害、詳細不明の精神障害

③業務以外の心理的負荷や個体側要因により発病したとは認められないこと

それぞれの要件の概要を説明します [5]。

▷ 認定要件①：認定基準の対象となる精神障害かどうかの判断

　認定基準の対象となる精神障害は、**表4**の ICD-10 第Ⅴ章「精神および行動の障害」分類に記載されているもののうち、認知症や頭部外傷などによる障害（F0）

およびアルコールや薬物による障害（F1）を除いたものです。業務に関連して発病する可能性のある精神障害の代表的なものには、うつ病（F3）や急性ストレス反応（F4）などがあります。

▷ **認定要件②：業務による強い心理的負荷が認められるかどうかの判断**

「業務による強い心理的負荷が認められる」とは、業務による具体的な出来事があり、その出来事と出来事後の状況が、労働者に強い心理的負荷を与えたことをいいます。また、心理的負荷の強度は、精神障害を発病した労働者が、その出来事と出来事後の状況を主観的にどう受け止めたかではなく、同種の労働者が一般的にどう受け止めるかという観点から評価します。「同種の労働者」とは、発病した労働者と職種、職場における立場や職責、年齢、経験などが類似する人をいいます。

認定要件②については、発病前おおむね6カ月の間に起きた業務による出来事について、「業務による心理的負荷評価表」[6]により「強」と評価された場合に、要件を満たすと判断されます。ここでは「強」とされる例をいくつかあげ（**表5**）、評価表やその内容の詳細は省略します。

▷ **認定要件③：業務以外の心理的負荷や個体側要因により発病したかどうかの判断**

「業務以外の心理的負荷評価表」[7]を用いて、心理的負荷の強度を評価します。また、個体側要因については、精神障害の既往歴やアルコール依存状況など顕著な個体側要因がある場合は、それが発病の原因であるといえるかどうかを慎重に判断します。

以上の①〜③の認定要件をすべて満たしていると判断された場合に、精神障害として労災認定されることになっています。

表5 心理的負荷が「強」となる例

・勤務中に患者対応をしていたところ、せん妄状態の患者から暴行を受けて長期間の入院を要するケガをした。
・胸や腰などへの身体接触を含むセクシュアルハラスメントを継続して行われた。
・新興感染症の感染の危険性が高い業務などに急きょ従事することとなり、防護対策も試行錯誤しながら実施する中で、施設内における感染などの被害拡大も生じ、死の恐怖を感じつつ業務を継続した。

労災保険の対象：通勤災害

　「通勤災害」とは、通勤によって労働者が被った傷病などをいいます。したがって通勤中にケガをした場合は基本的には通勤災害に該当するといえますが、そもそも「通勤」とはどこからどこまでの範囲をいうのでしょうか。日常、「通勤とは何か」などと考える機会はほとんどないと思いますが、労災保険法の第7条第2項と第3項では**表6**のように通勤を定義しています。

　ここでは厚生労働省ほかの資料「労災保険給付の概要」[8] をもとに、**表6**において筆者が下線を引いた部分の言葉の意味を説明することで、どのような場合が通勤に該当し、どのような場合が通勤といえなくなるかについて理解を深めましょう。

「合理的な経路および方法」とは

　労災保険法第7条第2項の「合理的な経路および方法」とは、移動を行う場合に、一般に労働者が用いるものと認められる経路および方法をいいます。

　「合理的な経路」については、通勤のために通常利用する経路が複数ある場合、それらの経路はいずれも合理的な経路となります。また、当日の交通事情により迂回してとる経路、マイカー通勤者が駐車場を経由して通る経路など、通勤のために

表6　労災保険法　第7条第2項、第3項

> 第7条
> 第2項　前項第3号の通勤とは、労働者が、就業に関し、次に掲げる移動を、<u>合理的な経路および方法</u>により行うことをいい、業務の性質を有するものを除くものとする。
> 1　住居と就業の場所との間の往復
> 2　厚生労働省令で定める就業の場所からほかの就業の場所への移動
> 3　第1号に掲げる往復に先行し、または後続する住居間の移動（厚生労働省令で定める要件に該当するものに限る）
>
> 第3項　労働者が、前項各号に掲げる移動の<u>経路を逸脱</u>し、または同項各号に掲げる<u>移動を中断</u>した場合においては、当該逸脱または中断の間およびその後の同項各号に掲げる移動は、第1項第3号の通勤としない。ただし、当該逸脱または中断が、<u>日常生活上必要な行為であって厚生労働省令で定めるもの</u>をやむを得ない事由により行うための最小限度のものである場合は、当該逸脱または中断の間を除き、この限りでない。

やむを得ず通る経路も合理的な経路となります。しかし、合理的な理由がなく著しく遠回りとなる経路をとる場合は、合理的な経路とはなりません。

　「合理的な方法」については、通常用いられる交通方法（鉄道、バスなどの公共交通機関を利用、自動車、自転車などを本来の用法に従って使用、徒歩など）は、平常用いているかどうかにかかわらず、合理的な方法となります[9]。

　そして労災保険法第7条第2項の第1号〜第3号が、労災保険法で定義されている「通勤」となります。これを**図3**でそれぞれ簡単に示しつつ、概要を説明します。

▷ 第1号「住居と就業の場所との間の往復」

　住居と就業の場所を往復する、皆さんが思い浮かべる通常の通勤です。

▷ 第2号「厚生労働省令で定める就業の場所からほかの就業の場所への移動」

　一定の要件がありますが、2カ所で働いている人が1カ所目の仕事が終わり、2カ所目の仕事に移動する場合です。図の「イ」の赤矢印の移動が第2号の通勤に該当します。「ア」と「ウ」は第1号「住居と就業の場所との間の往復」の通勤に該当します。

▷ 第3号「第1号に掲げる往復に先行し、または後続する住居間の移動（厚生労働省令で定める要件に該当するものに限る）」

　こちらも一定の要件がありますが、単身赴任者の単身赴任先住居と帰省先住居との間の移動（図の「カ」の赤矢印の移動）が第3号の通勤に該当します。「エ」と「オ」は第1号の通勤に該当します。

「経路を逸脱し、または移動を中断した場合」とは

　労災保険法第7条第3項には「経路を逸脱し、または移動を中断した場合」とありますが、経路を逸脱し、または移動を中断した場合のその間とその後は、労災保険法上「通勤」ではなくなります。

　「逸脱」とは、通勤の途中で就業や通勤と関係ない目的で合理的な経路をそれる

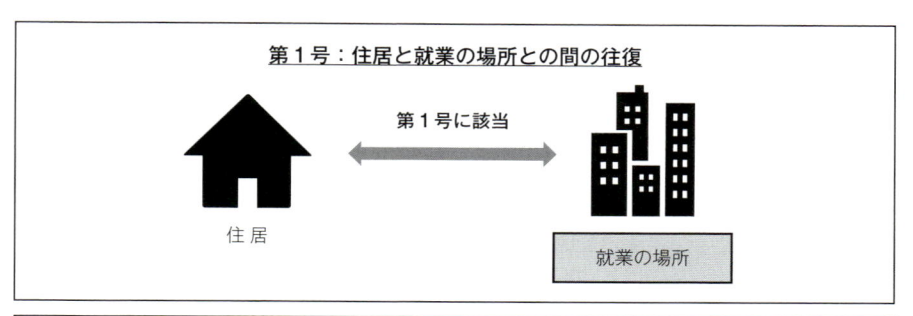

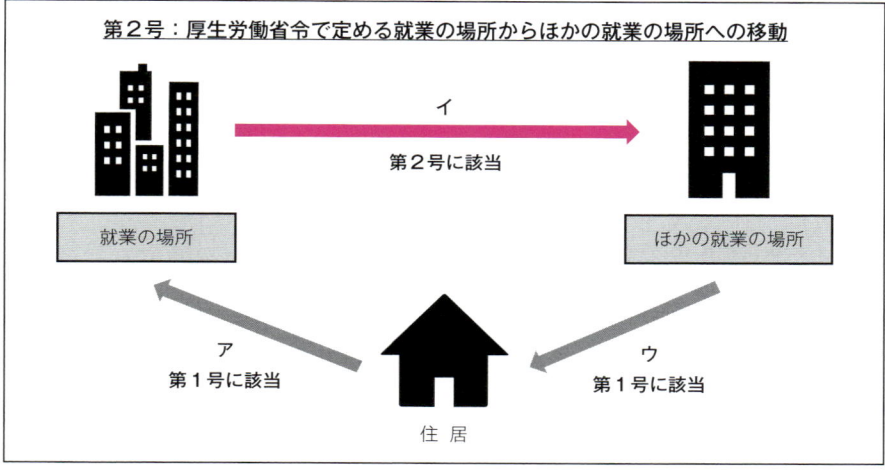

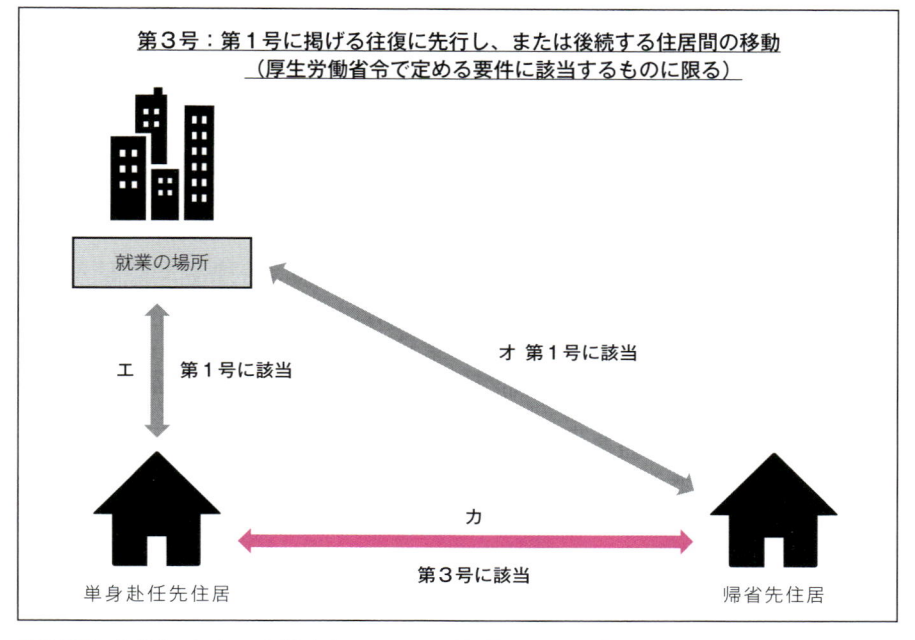

図3　労災保険法で定義されている通勤「第1号」「第2号」「第3号」

ことをいい、「中断」とは、通勤の経路上で通勤とは関係ない行為を行うことをいいます。具体的には、通勤の途中で映画館に入る場合、飲酒する場合などをいいます。しかし、通勤の途中で経路近くの公衆トイレを使用したり、経路上の店でタバコやジュースを購入したりするなどのささいな行為を行う場合は、逸脱、中断とはなりません[9]。

「日常生活上必要な行為であって厚生労働省令で定めるもの」とは

労災保険法第7条第3項の「日常生活上必要な行為であって厚生労働省令で定めるもの」については、これらをやむを得ない事由により最小限度の範囲で行う場合の「逸脱」または「中断」の間は、労災保険法上の通勤とは認められませんが、合理的な経路に再び戻った後は例外的に労災保険法上の「通勤」となります[9]。

厚生労働省令で定める「日常生活上必要な行為」の例を次にあげます。

- **日用品の購入、そのほかこれに準ずる行為**
- **病院または診療所において診察または治療を受けること、そのほかこれに準ずる行為**
- **要介護状態にある配偶者、子、父母、孫、祖父母、兄弟姉妹、配偶者の父母の介護（継続的にまたは反復して行われるものに限る）**

それではここで、労災保険法上の「通勤」と認められるかどうかを、**図4**にパターン別に表してみます。

「中断・逸脱の例」では、合理的な経路の途中で飲酒をするために店に立ち寄った場合は中断となり、それ以降は通勤災害の対象ではなくなります。また、合理的な経路を外れて別のルートに行ったら逸脱となり、逸脱してから元の合理的な経路に戻っても、通勤災害の対象ではなくなります。

一方で「日常生活上必要な行為（中断・逸脱の例外）の例」では、中断・逸脱の間が通勤災害の対象にならないのは「中断・逸脱の例」と同様ですが、中断後に元の合理的な経路に戻ると再び通勤災害の対象となる点で異なります。

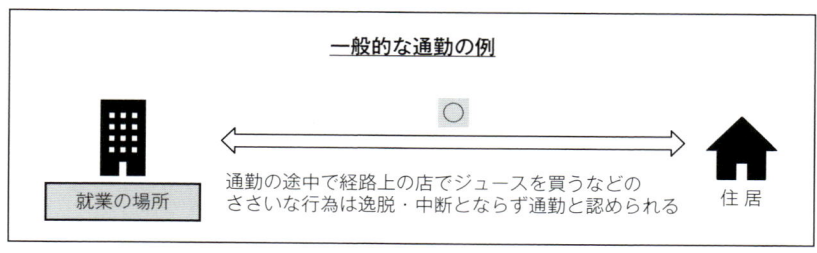

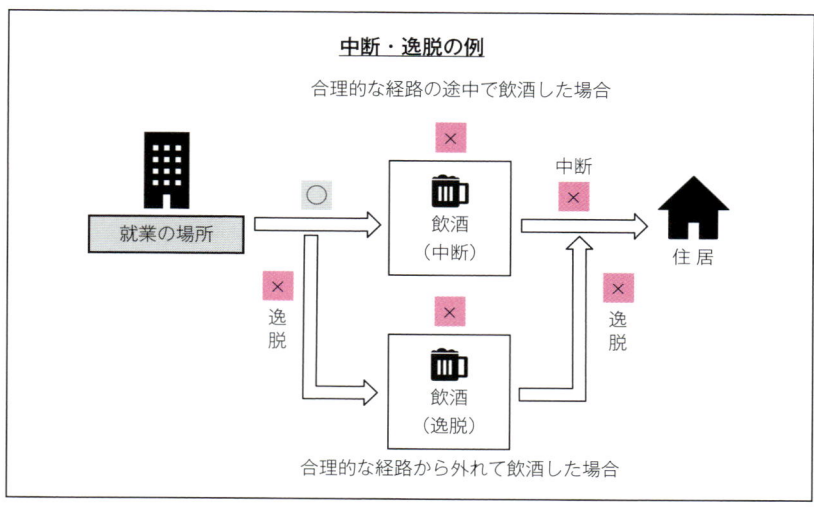

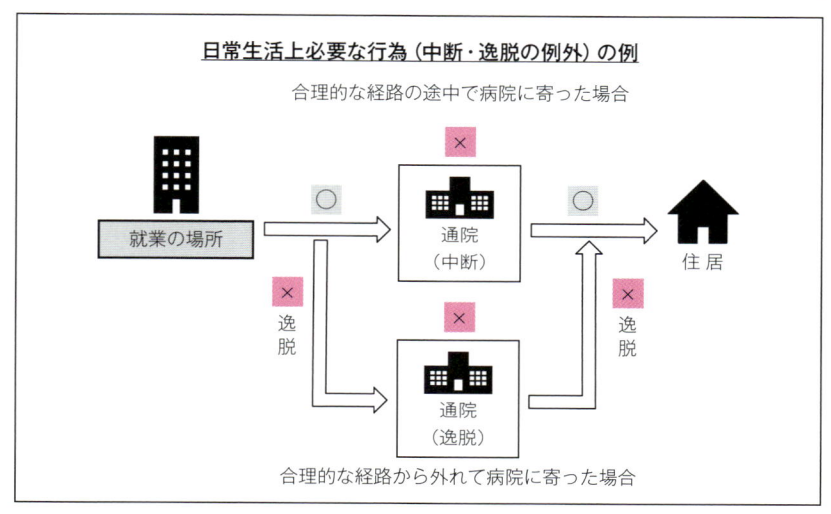

○···労災保険法上の通勤：通勤災害の対象
×···労災保険法上の通勤として認められない：通勤災害の対象外

図4 通勤災害の対象と対象外のパターン例

労災保険の保険給付の種類

　繰り返しになりますが、労災保険では、労災によるケガや病気、もしくは死亡したときなどに「保険給付」を受けることができます。どのようなときに、どのような保険給付が受けられるかについて**表7**にまとめました。

　表7の保険給付の種類において、それぞれ「（補償）」とあるのは、業務災害の場合と通勤災害の場合の給付名が異なるためです。たとえば「療養（補償）等給付」では、業務災害の場合は「療養補償給付」、通勤災害の場合は「療養給付」といいます。また、「等」とあるのは、この例でいうと「複数事業労働者療養給付」というものもあるため、これらを合わせて「療養（補償）等給付」となっています。

　なお、給付名に「複数事業労働者」とつくのは「複数業務要因災害」の場合です。複数業務要因災害とは、事業主が同一でない複数の事業場で働く労働者の、その2つ以上の事業の業務を要因とする傷病など（対象となる傷病などは、脳・心臓疾患や精神障害など）のことをいいます。

　ここからは、それぞれの保険給付について簡単に説明します。

療養（補償）等給付

　業務災害、複数業務要因災害、通勤災害による傷病により療養が必要なときに、

表7　労災保険の保険給付

保険給付の種類	どのようなときに？
療養（補償）等給付	労災によるケガや病気により療養するとき
休業（補償）等給付	労災によるケガや病気で働けず、給料が出ないとき
障害（補償）等給付	労災により障害等級に該当する障害が残ったとき
遺族（補償）等給付	労災により死亡したとき
葬祭料等（葬祭給付）	労災で死亡した人の葬祭を行うとき
傷病（補償）等年金	労災による傷病が1年6カ月以上過ぎても治癒（症状固定）しておらず、傷病による障害の程度が傷病等級に該当するとき
介護（補償）等給付	一定条件に該当する障害がある人で、現に介護を受けているとき
二次健康診断等給付	定期健診で、一定条件に該当するとき

> **Q** 労災指定病院とは何でしょうか？
>
> **A** 正式には「労災保険指定医療機関」といいます。指定を希望する病院や診療所などの医療機関からの申請に基づき、都道府県労働局長が指定した医療機関のことです。厚生労働省のウェブサイトから検索できます[10]。

「療養（補償）等給付」が支給されます。療養（補償）等給付には「療養の給付」と「療養の費用の支給」があります。

▷ 療養の給付

療養の給付は、労災保険指定医療機関（以下、労災指定病院）で、窓口での自己負担なく治療や薬剤の支給などを「現物給付」として受けられます。現物給付とは、第 2 章-2「健康保険」でも説明しましたが（32 ページ）、診療や検査、投薬、入院などの「医療行為」で支給されるものをいいます。

▷ 療養の費用の支給

療養の費用の支給は、労災保険指定でない医療機関で緊急な療養が必要であった場合や、最寄りの病院・診療所が労災指定病院でなかったなどの理由で労災指定病院以外で療養を受けた場合に、いったん全額自己負担で治療などを受け、後日、労働基準監督署に請求手続きをすることで、立て替えた療養にかかった費用が支給される「現金給付」です。

▷ 給付の請求にあたり看護管理者が意識すべきこと

療養（補償）等給付の請求書には、負傷・発病した時刻、災害発生を確認した者の職名・氏名、災害の原因や発生状況（どのような場所で、どのような作業をしているときに、どのような物または環境に、どのような不安全な、または有害な状態があって、どのような災害が発生したか）などの情報を、正確かつできるだけ詳細

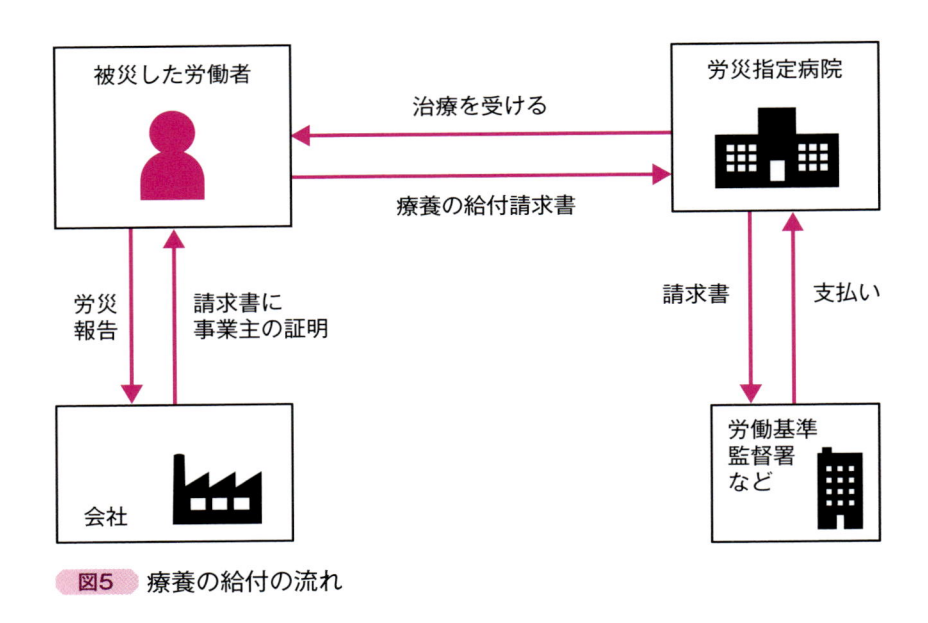

図5 療養の給付の流れ

に書く必要があります。実際の請求書の記載は人事労務関係部門の担当者に手伝ってもらう場合でも、正確かつ詳細な情報がなければ請求書は書けません。いざ労災が発生したときに、看護管理者としてスムーズに手続きを進めるためにも、前述した情報を関係者としっかり共有する必要があるということを意識しておくとよいでしょう。

　ここで、労災給付の一例として、療養の給付の流れ（図5）を示します。

休業（補償）等給付

　業務災害、複数業務要因災害、通勤災害による傷病の療養のため、労働に従事することができず、賃金を受けていない場合には、休業の4日目から「休業（補償）等給付」と「休業特別支給金」が支給されます。細かな計算式や用語は省きますが、おおまかに言えば、休業（補償）等給付と休業特別支給金を合わせると、給与（平均賃金）の約8割ほどが支給されます。

障害（補償）等給付

　業務災害、複数業務要因災害、通勤災害による傷病が治癒したものの、身体に一定の障害が残ったときは、「障害（補償）等給付」が支給されます。なお「治癒」とは、ケガや病気の症状が安定し、今後、医学的な治療を行っても効果が期待できない状態（症状固定）をいいます。

遺族（補償）等給付

　業務災害、複数業務要因災害、通勤災害により労働者が亡くなったときは、その遺族に「遺族（補償）等給付」が支給されます。

葬祭料等（葬祭給付）

　業務災害、複数業務要因災害、通勤災害により死亡した人の葬祭を行う者（遺族に限定しないが、通常は葬祭を行うのにふさわしい遺族）に対して、業務災害の場合は葬祭料、複数要因業務災害の場合は複数事業労働者葬祭給付、通勤災害の場合は葬祭給付が支給されます。

傷病（補償）等年金

　業務災害、複数業務要因災害、通勤災害による傷病が、治療を開始してから1年6カ月経っても治らず、その負傷または疾病による障害の程度が重い（厚生労働省令で定める傷病等級に該当する）ときは、「傷病（補償）等年金」が支給されます。ケガや病気が治癒するか、厚生労働省令で定める傷病等級に該当しなくなるまで支払われます。

介護（補償）等給付

　障害（補償）等年金または傷病（補償）等年金の受給者のうち、一定の障害のある人が、現に介護を受けている場合に「介護（補償）等給付」が支給されます。

二次健康診断等給付

　過労死の原因である脳血管疾患、心臓疾患を健康診断などにより事前に把握し、適切な保健指導などを行うことを目的として創設された給付です。定期健康診断などにより脳血管疾患、心臓疾患に関連する項目（血圧・血糖・血中脂質・肥満）のすべてに異常の所見がある一定の場合に、「二次健康診断等給付」を受けることができます。

　二次健康診断等給付には、「二次健康診断」と「特定保健指導」があります。二次健康診断は、脳血管と心臓の状態を把握するために必要な検査を行います。特定保健指導は、二次健康診断の結果に基づき、脳・心臓疾患の発症の予防を図るために、医師または保健師の面接により行われる保健指導で、栄養指導、運動指導、生活指導が行われます（第4章-2「ストレスチェック制度と健康診断Q＆A」166ページも参照）。

　これらの労災保険の給付について**図6**にまとめました。

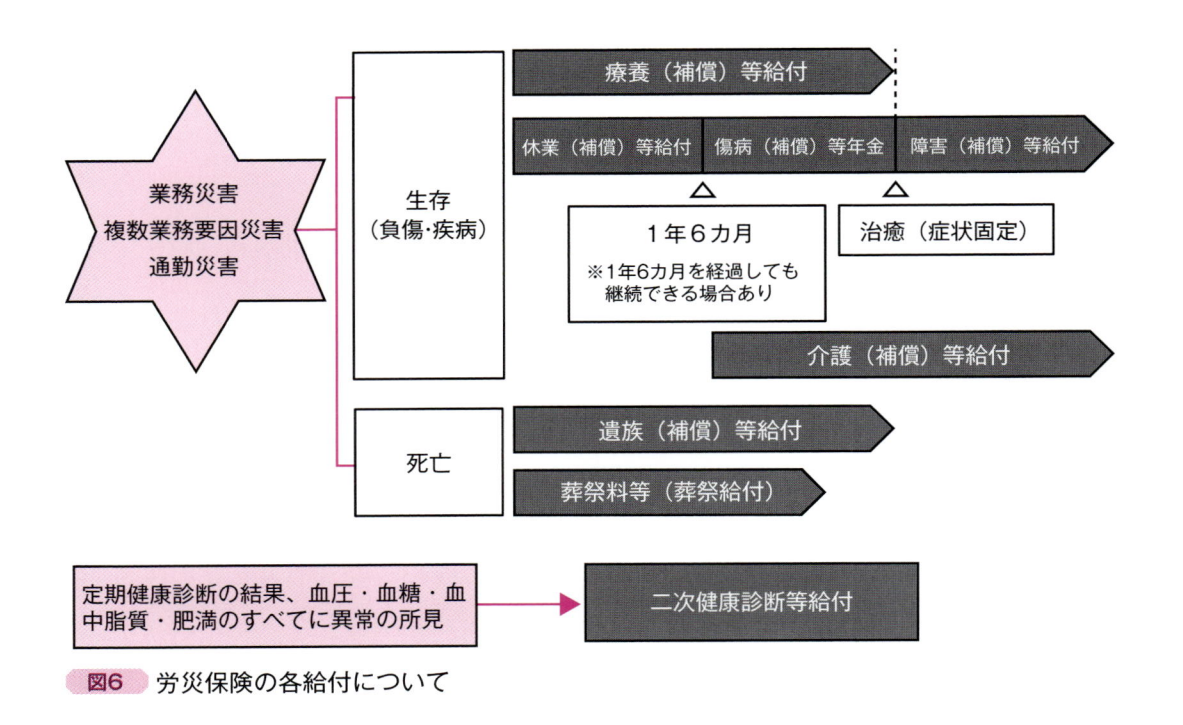

図6 労災保険の各給付について

社会復帰促進等事業

　労災保険では、保険給付のほかに、被災労働者の円滑な社会復帰の促進や、被災労働者と遺族の援護などを図るために「社会復帰促進等事業」を実施しています。「社会復帰促進事業」「被災労働者等援護事業」「安全衛生確保等事業」の３つの事業を行っており、このうち被災労働者等援護事業では、各種の保険給付に上乗せして支給される「特別支給金」の支給事業も行っています。

　この特別支給金には、定率または定額で支給されるものと、特別給与（ボーナスなど）を算定の基礎とするもの（ボーナス特別支給金）の２種類がありますが、前述の労災保険の特別加入者には、ボーナス特別支給金は支給されません。

引用・参考文献

1）厚生労働省. 新型コロナウイルスに関するQ&A（労働者の方向け）：4労災補償 問2.
　　https://www.mhlw.go.jp/stf/seisakunitsuite/bunya/kenkou_iryou/dengue_fever_qa_00018.html（2024年12月閲覧）
2）厚生労働省. 令和5年度「過労死等の労災補償状況」を公表します. 別添資料2 精神障害に関する事案の労災補償状況. 1.
　　https://www.mhlw.go.jp/stf/newpage_40975.html（2024年12月閲覧）
3）厚生労働省. 精神障害の労災認定 過労死等の労災補償Ⅱ. 令和6年10月.
　　https://www.mhlw.go.jp/content/001309223.pdf（2024年12月閲覧）
4）前掲書3. 1.
5）前掲書3. 2.
6）前掲書3. 5-8.
7）前掲書3. 9.
8）厚生労働省ほか. 労災保険給付の概要.
　　https://www.mhlw.go.jp/content/11200000/001332996.pdf（2024年12月閲覧）
9）前掲書8. 4-5.
10）厚生労働省. 労災保険指定医療機関検索.
　　https://rousai-kensaku.mhlw.go.jp/（2024年12月閲覧）
11）厚生労働省. 労災補償.
　　https://www.mhlw.go.jp/stf/seisakunitsuite/bunya/koyou_roudou/roudoukijun/rousai/index.html（2024年12月閲覧）
12）厚生労働省. 特別加入制度とは何ですか。.
　　https://www.mhlw.go.jp/bunya/roudoukijun/faq_kijyungyosei15.html（2024年12月閲覧）
13）TAC. 2012年合格目標　基本テキスト　労働者災害補償保険法（非売品）. 初版第1刷, 2011, 188p.

第3章

キャリア設計に活かす支援制度

1 育児と仕事の両立支援制度

看護師・社会保険労務士　**根岸 有**
サイノツノ社会保険労務士事務所 代表・社会保険労務士　**福田 憲行**
一般社団法人患者家計サポート協会 看護師 FP®　**黒田 ちはる**

- 厚生労働省が公表する「育休復帰支援プラン策定マニュアル」は、育児と仕事の両立を支援する看護管理者の参考となる
- 看護管理者は、育児・介護休業法などで定められている支援制度の概要を理解し、対象者と面談を行い、「育休復帰支援プラン」を策定し、対象者の育児と仕事の両立を支援していくこと

育児と仕事の両立を支援する意義

　日本では人口減少が進んでいますが、それは当然、働く人の減少にもつながっています。妊娠した人や子育て中の人が仕事を辞めると、貴重な労働力を失うことになります。適切な医療を施すために配置すべき看護師の数が決まっている看護現場においても、大切な戦力であるスタッフが妊娠や子育てを理由に仕事を辞めてしまうことがないよう、看護管理者が育児と仕事の両立支援制度について学び、しっかりと支援していきましょう。

国が公表する育児と仕事の両立支援の方法

　育児休業（以下、育休）をはじめとする両立支援制度は、「育児・介護休業法」（育児休業、介護休業等育児又は家族介護を行う労働者の福祉に関する法律）で定

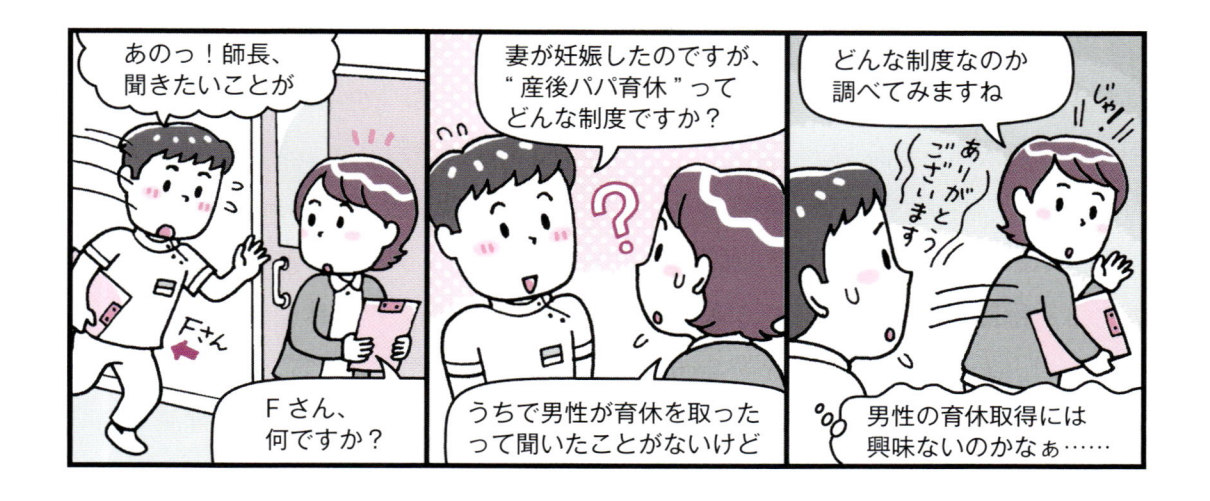

表1 育児・介護休業法　第1条

第1条　この法律は、育児休業および介護休業に関する制度ならびに子の看護休暇および介護休暇に関する制度を設けるとともに、子の養育および家族の介護を容易にするため所定労働時間などに関し事業主が講ずべき措置を定めるほか、子の養育または家族の介護を行う労働者などに対する支援措置を講ずることなどにより、子の養育または家族の介護を行う労働者などの雇用の継続および再就職の促進を図り、もってこれらの者の職業生活と家庭生活との両立に寄与することを通じて、これらの者の福祉の増進を図り、あわせて経済および社会の発展に資することを目的とする。

められており、第1条にはその目的が規定されています（**表1**）。国は育児と仕事の両立に関するさまざまな支援制度を用意しており、また、続々と新たな支援が創設されています。しかし、産休（産前産後休業）・育休を取得するスタッフに対して、具体的にいつ・どのような支援が必要で、また復帰に際して注意することは何か、新しい制度の情報収集や周知などについて、悩む看護管理者も多いようです。

　厚生労働省では、従業員の育休取得や職場復帰に関してさまざまな悩みをもつ中小企業が、個々の企業の状況に応じた「育休復帰支援プラン」を策定し、プランに沿った取り組みを進めることで、従業員の円滑な育休取得から職場復帰までを支援できるよう、「育休復帰支援プラン策定マニュアル」[1]（以下、策定マニュアル）を公表しています。

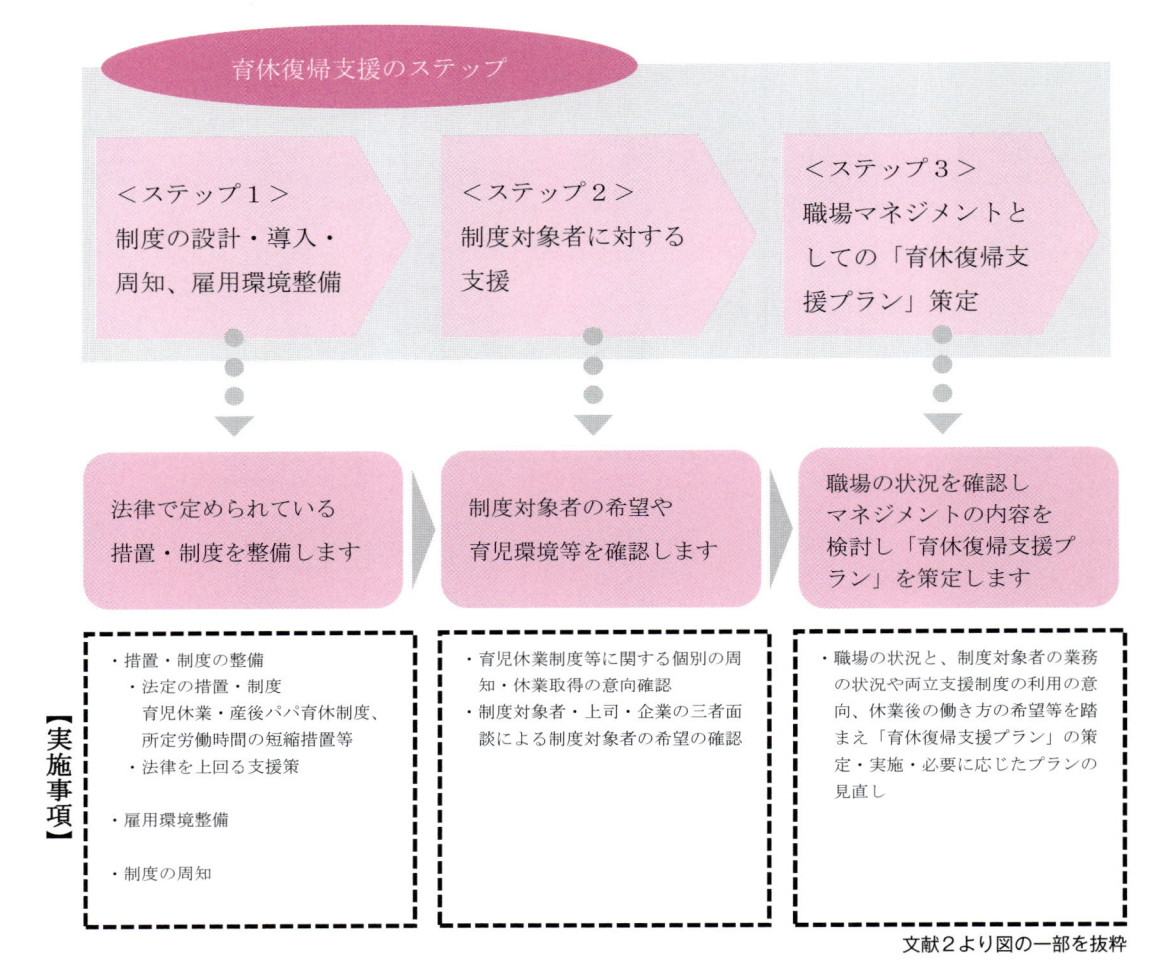

文献2より図の一部を抜粋

図1 育休復帰支援の3ステップ

この策定マニュアルでは、育休復帰支援のステップには「ステップ1」「ステップ2」「ステップ3」の3つがあるとしています（**図1**）。ステップ1は、法律で定められている措置・制度を整備する段階で、「制度の設計・導入・周知、雇用環境整備」です。ステップ2は、育休取得対象者の希望や育児環境などを確認する段階で、「制度対象者に対する支援」です。そしてステップ3が、円滑な育休取得・復帰のために「育休復帰支援プラン」を策定する段階で、「職場マネジメントとしての『育休復帰支援プラン』策定」です。ここからは、この3ステップの流れで解説

を進めます。

ステップ1：制度の設計・導入・周知、雇用環境整備

　ステップ1は法律で定められている措置・制度を整備する段階と説明しましたが、看護管理者の皆さんは規定を整備する人事労務担当者ではないため、ここでは育児・介護休業法などで定められている制度への理解を深めていただけたらと思います。そのうえで、自身の所属する病院の育休などの両立支援制度に関わる規定を確認しておきましょう。育児・介護休業法などをもとに「育児・介護休業等規程」というような名称で規定化されているケースが多いと思います。

　それでは、まずは次ページ**図2**で出産・育児に関する支援制度の全体像を確認してください。

　ここからは、「産前産後休業時」と「育休を取得するとき」の各時期・状況における支援制度の概要を説明します。

産前産後休業時の支援制度

　出産予定日の6週間前（双子以上の場合は14週間前）から、請求により「産前休業」を取得できます。出産日は産前休業としてカウントされます。

　また、出産日の翌日から8週間は就業が原則禁止されており、これが「産後休業」にあたります。ただし、産後6週間経過後に、本人が請求し、医師が支障がないと認めた業務には就業できます。これらの産前産後休業制度は、妊娠した本人（女性）が対象となります。

産前産後休業時の経済的支援

　産前産後休業時の経済的支援としては、「出産育児一時金」「出産手当金」「社会保険料の免除」があります。出産育児一時金については第2章-2「健康保険」43

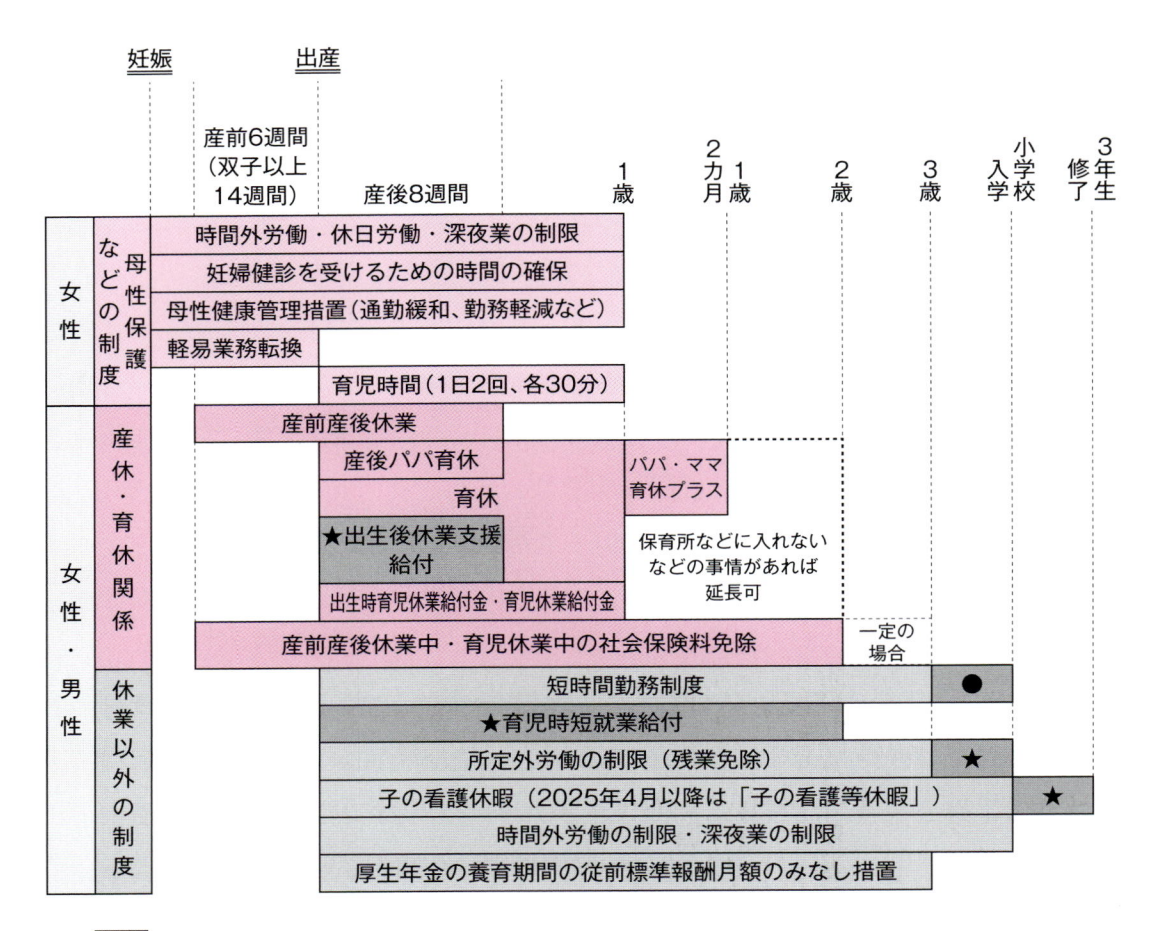

★ 2025年4月以降適用

● 2025年10月から、会社は3歳から小学校就学前の子を養育する労働者に対して「短時間勤務制度」「始業時刻等の変更」「テレワーク等」「保育施設の設置運営等」「養育両立支援休暇の付与」の中から2以上の制度を選択して措置を講じる必要があり、労働者は会社が講じた措置の中から1つを選択して利用できるようになる

※そのほか、産前産後休業終了時または3歳未満の子の育児休業終了時に、社会保険の標準報酬月額の改定を申し出ることができる

文献3をもとに筆者作成

図2 出産・育児に関する支援制度の全体像

ページを、出産手当金については同 44 ページを参照ください。

▷ 社会保険料の免除

　産前産後休業中の経済的支援として、産前産後休業開始月から終了日の翌日の属

する月の前月まで、社会保険料が本人負担分・会社負担分ともに免除されます。免除期間中も健康保険の給付は通常通り受けられ、厚生年金の年金額を計算する際は、保険料を納めた期間として扱われます。

育休を取得するときの支援制度

　育休を取得するときの支援制度には、「産後パパ育休（出生時育児休業）」と「育児休業（育休）」があります。

1. 産後パパ育休（出生時育児休業）

　育休とは別に、原則、子の出生後 8 週間の期間内に合計 4 週間分（28 日）を限度として「出生時育児休業」を取得することができます。2 回に分割しての取得も可能です。これを「産後パパ育休」ともいいます。なお、出産した女性は産後 8 週間は産後休業期間となるため、主に男性が対象となる制度です。ただし、養子を養育しているなどの場合は、女性も当然対象となります。また、労働者と事業主とで書面での合意がある場合のみ、休業中でも就業できます（ただし就労日数などの上限があります）。

　手続きとしては、遅くとも休業開始予定日の 2 週間前までに、勤務先に「出生時育児休業申出書」を提出します。ただし、期限に限らず早めに相談するよう、日頃からスタッフに周知しておくとよいでしょう。

▷ 産後パパ育休における経済的支援

　休業開始前賃金の 67％の「出生時育児休業給付金」が、雇用保険の給付として支給されます（第 2 章-5「雇用保険」81 ページ参照）。

　また、2025 年 4 月からは「出生後休業支援給付」が創設されます（第 2 章-5「雇用保険」83 ページ参照）。

▷ 社会保険料の免除

後述する「2. 育児休業（育休）」の同項目（115 ページ）を参照ください。

2. 育児休業（育休）

1 歳未満の子を養育する男女労働者は、原則、子の 1 歳の誕生日の前日まで「育休」を取得することができます。2 回に分割して取得することもできます。つまり、産後パパ育休と育休を合わせると最大 4 回休業できることになります。

手続きとしては、遅くとも休業開始予定日の 1 カ月前までに、勤務先に「育児休業申出書」を提出します。産後パパ育休同様、期限に限らず早めに相談するよう、日頃からスタッフに周知しておくとよいでしょう。

▷ パパ・ママ育休プラス

男性の育休取得促進の観点から、父母ともに育休を取得する場合は、子が 1 歳 2 カ月に達するまでの間に父母それぞれ 1 年間まで育休を取得できます。この制度を「パパ・ママ育休プラス」と呼びます。ただし、この 1 年間には産後パパ育休の期間を含みます。出産した女性の場合は、出産日と産後休業期間を含みます。

▷ 育休期間の延長

子が 1 歳以降、保育所に入所できないなど、一定の要件を満たす場合は、子が 1 歳 6 カ月に達する日までの間、育休を延長することができます。

さらに、子が 1 歳 6 カ月に達した時点で、保育所に入所できないなど、一定の要件を満たす場合は、最長で子が 2 歳に達する日までの間、育休を再延長することができます。遅くとも延長後の休業開始予定日の 2 週間前までに申し出が必要です。

▷ 育休における経済的支援

出生時育児休業給付金の支給日数と育児休業給付金の支給日数の合計が 180 日になるまでは休業開始前賃金の 67％、それ以降は 50％の「育児休業給付金」が、雇用保険の給付として支給されます（第 2 章-5「雇用保険」78 ページ参照）。また、産後パパ育休でも説明しましたが、2025 年 4 月からは「出生後休業支援給

> **Q** 　出産直後に父親が「産後パパ育休」を取って育児に協力することには、どのような意味がありますか？
>
> **A** 　産後の母親の死因の1位が自殺です。これは出産後にホルモンのバランスが不安定になることで起こる「産後うつ病」によるものといわれています。産後うつ病のピークは、産後2週間〜1カ月といわれており、対策としては、まとまった7時間の睡眠や朝日を浴びての散歩が有効なようです。しかし父親が翌日仕事であれば、夜中の授乳などを交替してほしいとお願いするのはなかなか難しいのではないでしょうか。そうなると、母親がまとまった7時間の睡眠をとることなどはできません。産後うつ病が重症化した場合は、自殺や子どもへの虐待にもつながるリスクがあります。産後うつ病のピークの期間に、父親が産後パパ育休や育休を取得して育児にしっかり関わることは、母親と子の2つの命を救うことにもつながるのです。
>
> （文献4を参考に筆者作成）

付」が創設されます（第2章-5「雇用保険」83ページ参照）。

▷ 社会保険料の免除

　育休中は社会保険料が本人負担分・会社負担分ともに免除されます。免除期間中も健康保険の給付は通常通り受けられ、厚生年金の年金額を計算する際は、保険料を納めた期間として扱われます。

　給与にかかる社会保険料免除には、次のどちらかの要件が必要です。

・月末時点で育休を取得していること

・育休等開始日が含まれる月に14日以上育休を取得していること

また、賞与にかかる社会保険料免除の要件は次の通りです。

・賞与月の月末を含んだ連続した1カ月を超える育休を取得していること

　なお、育休中の社会保険料の免除は、原則、子が2歳になるまでですが、就業規則などで3歳までの育休制度が定められ休業している場合（一定の場合）は、子が

３歳になるまで社会保険料が免除されます。

休業以外の支援制度と復職後の経済的支援

　ここからは、休業以外の制度と復職後の経済的支援について説明します。

　休業以外の制度には、「母性健康管理措置」「育児時間」「短時間勤務制度」「所定外労働の制限」「子の看護休暇」「時間外労働の制限」「深夜業の制限」があります。また、育児・介護休業法の改正により、2025 年 10 月からは新たな支援が義務化されます。

1. 母性健康管理措置

　出産後 1 年以内の女性は、医師や助産師から指示があったときは、健康診査などに必要な時間の確保を申し出ることができます。また、医師や助産師から指導を受けた場合は、勤務先に申し出ることで、勤務先は勤務上の必要な措置を講じる必要があります。申し出の際には、医師や助産師に「母性健康管理指導事項連絡カード（以下、母健連絡カード）」[5] に指導事項を書いてもらい、勤務先に提出するように指導しましょう。

　また、出産後 1 年以内の女性は、時間外労働、休日労働、深夜業の免除を請求できます。

2. 育児時間

　1 歳未満の子を育てる女性は、1 日 2 回、少なくとも各 30 分間、授乳そのほかの世話を行うための「育児時間」を請求できます。1 回にまとめて 1 時間取得することもできます。この育児時間中の賃金の取り扱いに関する法の定めはなく、有給・無給のどちらでも構いません。自施設の人事労務担当者もしくは就業規則で確認してください。

3. 短時間勤務制度

　会社は、3 歳未満の子を養育する男女労働者が利用できる「短時間勤務制度」を設けなければなりません。短時間勤務とは原則 1 日 6 時間とされています。

▷ 短時間勤務制度に関する経済的支援

　2025 年 4 月から「育児時短就業給付」が創設されます。2 歳未満の子を養育するために短時間勤務を行う場合、短時間勤務中に支払われた賃金の最大 10% が支給されます（第 2 章-5「雇用保険」84 ページ参照）。

4. 所定外労働の制限（残業免除）

　会社は、3 歳未満の子を養育する男女労働者が請求した場合は、所定労働時間を超えて労働させてはなりません。2025 年 4 月からは、対象となる子の範囲が小学校入学前までに拡大されます。

5. 子の看護休暇

　小学校入学前の子を養育する男女労働者は、会社に申し出ることにより、年次有給休暇とは別に、1 年につき、子が 1 人なら 5 日、子が 2 人以上の場合は 10 日まで、1 日単位または時間単位で、病気やケガをした子の看護、予防接種、健康診断のために子の看護休暇を取得することができます。なお、無給か有給かは会社の規定によります。2025 年 4 月からは、対象となる子の範囲が小学校 3 年生までに拡大されます。また、感染症に伴う学級閉鎖や入園（入学）式、卒園式にも使えるようになり、名称が「子の看護等休暇」に変更となります。

6. 時間外労働の制限

　会社は、小学校入学前までの子を養育する男女労働者が請求した場合は、1 カ月で 24 時間、1 年で 150 時間を超える時間外労働をさせてはなりません。

7. 深夜業の制限

　会社は、小学校入学前までの子を養育する男女労働者が請求した場合は、深夜（午後10時から午前5時までの間）において労働させてはなりません。

柔軟な働き方を実現するための措置

　2025年10月からは、「柔軟な働き方を実現するための措置」として、会社は、3歳から小学校入学前の子を養育する男女労働者に関して、「短時間勤務制度」「始業時刻等の変更」「テレワーク等（10日以上／月）」「保育施設の設置運営等」「養育両立支援休暇の付与（10日以上／年）」の中から2つ以上の制度を選択して措置を講じる必要があります。また、会社は、労働者の子の3歳の誕生日の1カ月前までの1年間に、上記で選択した制度に関して個別の周知と制度利用の意向確認をしなければなりません。そして3歳から小学校入学前の子を養育する男女労働者は、2025年10月から、事業主が講じた措置の中から一つを選択して利用できるようになります。

　そのほかの主な育児・介護休業法の改正に関するものとしては、2025年10月から、仕事と育児の両立に関する個別の意向聴取・配慮が義務化されます。男女労働者が（配偶者の）妊娠・出産を申し出たときや、労働者の子の3歳の誕生日の1カ月前までの1年間に、会社は、面談や書面の交付などにより、勤務時間帯（始業および終業の時刻）、勤務地、両立支援制度などの利用期間、仕事と育児の両立に資する就業の条件（業務量、労働条件の見直しなど）について個別に意向を聴取し、聴取した労働者の意向について配慮しなければなりません。厚生労働省のリーフレット「育児・介護休業等に関する規則の規定例［簡易版］」[6] に、「妊娠・出産等申出時 個別の意向聴取書記載例」がありますので参考にしてください。

復職後の経済的支援

　産休・育休が終了し職場に復帰した際、短時間勤務制度の利用などで、産休・育休前と比べて報酬が少なくなる場合もあるでしょう。このようなケースでは、被保

険者の申し出により社会保険の標準報酬月額の改定が可能です。具体的には、産休が終了した後に復職した場合の「産前産後休業終了時改定」と、育休終了時に３歳未満の子を養育する被保険者が対象の「育児休業等終了時改定」があります。この改定では社会保険料を下げることができますが、のちに傷病手当金や出産手当金を受給することになった場合に受給額が下がる可能性もあるため、メリット・デメリットを知ったうえで申し出の判断をすることが大切です。

　また、「養育期間の従前標準報酬月額のみなし措置」というものがあります。これは、３歳未満の子を養育する厚生年金の被保険者または被保険者だった者が、その子の養育期間中に賃金が低下した場合、この制度を利用することで、賃金の低下が将来の年金額に影響しないようにすることができる制度です。

ステップ２：制度対象者に対する支援

　ステップ１では、育休などの「育児と仕事を両立するための支援制度」の概要を見てきました。ステップ２は、育休取得対象者の希望や育児環境などを確認する段階と位置づけられています。ここでは、スタッフが（配偶者の）妊娠を伝えてきた後、看護管理者である皆さんが具体的にどのような対応をすればよいのか、前出の策定マニュアルに掲載されているツールも紹介しながらお伝えしていきます。

（配偶者の）妊娠の申し出があった際の対応

　（配偶者の）妊娠を申し出たスタッフに対しては、個別に制度を伝えて（個別周

表2　個別周知の内容

・自施設の育休・産後パパ育休の制度 ・育休・産後パパ育休を取得する場合の申し出先 ・育児休業給付について ・育休中・産後パパ育休中の社会保険料の免除について

知）、育休や産後パパ育休の取得意向を確認することが法律で義務づけられています。その個別周知の内容は前ページ**表2**の通りです。同時に、産前産後休業時の社会保険料の免除など、そのほかの育児と仕事の両立支援制度・経済支援制度も伝えるとよいでしょう。また、ステップ1で説明した通り、法改正により2025年10月以降は、これに加えて、男女労働者が（配偶者の）妊娠を申し出たときの義務として、勤務時間帯や両立支援制度などの利用期間、仕事と育児の両立に資する就業の条件などについて個別に意向を聴取し、聴取した労働者の意向について配慮することが必要になります。

　なお、これらの説明を各部署の管理者が行う場合は、人事労務担当者から説明のための書面をもらい、（配偶者の）妊娠を申し出たスタッフに渡すとともに読み合わせをすると、理解が深まってよいでしょう。そして育休・産後パパ育休取得の意向について、期限を決めて返事をもらうようにしましょう。

面談の実施

　（配偶者の）妊娠を申し出たスタッフとの面談は、「妊娠報告時」「育休に入る2カ月前」「育休終了1〜2カ月前」「育休復帰後2カ月」の4つのタイミングで実施するとよいとされています。面談は、看護管理者・人事労務担当者・スタッフの三者で行い、面談の記録を取っておきます。自施設に面談用の書式がなければ、策定マニュアルに、女性従業員向け、男性従業員向け、有期雇用労働者向けなど、スタッフの属性別に「育休復帰支援面談シート」[7] が用意されているので、こちらを活用するとよいでしょう。面談シートを利用することで、それぞれのタイミングで必要なことを抜け漏れなく確認することができるため、スタッフのスムーズな育休などの取得と復帰につながると考えます。また、面談参加者のサインをもらったうえで記録も残しておくことができるのでお勧めです。

　それでは、それぞれの面談で確認・実施することを説明します。

表3　1回目の面談で確認・実施すること

・個別周知の内容
　※育休の取得意向の確認前で、まだ伝えていないようであれば伝える。書面で伝えることが
　　望ましい
・（配偶者の）出産予定日の確認
・育休取得予定期間の確認
・業務の引き継ぎスケジュールの話し合い（対象者の業務の整理、誰に、いつ、何を、どのよ
　うに引き継ぐのか）
・女性の場合：産前休業の取得予定日の確認
・女性の場合：体調面において気になることの確認
　→妊娠中は、時間外労働、休日労働、深夜業の免除を請求できる
　→妊娠中は、軽易な業務への転換を請求できる
　→母健連絡カードによる医師の指導があれば、その記入内容に応じて適切な措置を実施する

1回目の面談：妊娠報告時

　女性スタッフの場合は妊娠の報告を受けたタイミングで、男性スタッフの場合は配偶者の妊娠の報告または育休取得の申し出を受けたタイミングで、1回目の面談を実施します。1回目の面談で確認・実施することは**表3**の通りです。

▷ 策定マニュアルの各種ツールの活用

　男性の場合、育休を取得してもほぼ育児・家事をしない「とるだけ育休」とならないよう、策定マニュアルに掲載されている「仕事と育児の計画書」[8] を渡すことも有効です。この計画書は、妊娠から子が就学する頃までの配偶者と自身の育児分担や支援制度の利用について、計画を立てられるようになっています。この計画書をもとに、家庭でそれぞれの役割を話し合ってもらい、育児における自身の役割認識を促すとよいでしょう。

　また、妊娠期から復職後までには、院内外でさまざまな支援や手続きがあるので、「妊娠期から復職後までの支援・手続きフロー」[9] を渡しておくと見通しがもててよいでしょう。フローには、男性従業員向けと女性従業員向けの2種類があります。

　さらに管理職向けの資料としては、「スムーズな育休取得と職場復帰のためのポイント〜管理職（上司）向け〜」[10] があるので、スタッフとの面談前に目を通して

表4 ２回目の面談で確認・実施すること

・前回の面談で確認した産前休業、育休の取得予定期間などの変更の有無の確認
・休業中に親元などに帰省する場合は、休業中の連絡先（電話番号、メールアドレス、郵便物の送付先の住所）の確認
　※期間によって住所が異なる場合は、期間ごとの送付先も確認する
・現時点における復帰後の働き方のイメージの確認
　→休業前と同じ働き方をしたいのか、短時間勤務制度を利用したいのか　など
・そのほか、休業に向けて相談したいことや気になることなどの確認

おくことをお勧めします。

２回目の面談：育休に入る２カ月前

　２回目の面談は、育休に入る２カ月前のタイミングで実施します。２回目の面談で確認・実施することは**表4**の通りです。

　育休取得者に対し、復帰後の働き方のイメージを確認しておくことはたいへん重要です。復職後も休業前と同様に働きたいと考えている人もいれば、しばらくは短時間勤務制度を利用するなどして業務の負担を軽くしたいと考えている人もいるからです。

　これに関する裁判例を一つ紹介します。ある会社に数十人の部下をもつ女性のチームリーダーがいました。その人は育休復帰後も妊娠前と同様にチームリーダーとして活躍し、会社の中でキャリアを高めていくことを望んでいました。しかし会社はこのような本人の希望を確認することなく、一方的な配慮で、復帰後は部下のいない業務に配置しました。このことが、育児・介護休業法で禁止している「不利益な取り扱い」に該当すると判断されました。ここで重要なのは、会社が "一方的な配慮" を行ったことです。会社は、部下のいない業務のほうが本人にとってよいだろうと判断・配慮したのかもしれません。しかし、実際には面談などで本人の復帰後の働き方の希望を確認せず、一方的に決めたことが問題となりました。

　このような事例もあるため、看護管理者の皆さんは、スタッフの働き方の希望を面談を通して丁寧に確認し、あとあと問題にならないようしっかりと記録しておく

表5　3回目の面談で確認・実施すること

- ・復帰日の変更希望の有無の確認
- ・復帰後の保育者（保育園、配偶者、親、親族など）の確認
- ・保育園利用予定の場合は、状況（確定しているか、結果待ちか）の確認
- ・日常的な育児サポート者（配偶者、親、親族、民間サービスなど）の有無の確認
- ・緊急時の育児サポート者（配偶者、親、親族、民間サービスなど）の有無の確認
- ・勤務時間についての希望の確認
  - →休業前と同じ働き方をしたいのか、短時間勤務制度を利用したいのか、所定外労働や深夜労働、休日労働の免除の希望、時間外労働の制限　など
- ・遠距離の外出や出張に関して配慮が必要か確認する
- ・復帰後の業務内容や役割分担などの要望の有無の確認
  - ※休業前の仕事に復帰することが原則であることを伝えたうえで確認する
- ・仕事をするうえで周囲に配慮してほしいことの有無の確認
- ・そのほか、本人や子どもの体調面のことや育休中に取得した資格があるかなど、復職に向けての相談や連絡事項の有無の確認

ことが重要であることを頭に入れておきましょう。

3回目の面談：育休終了1〜2カ月前

　3回目の面談は、育休の終了が近づいてきた終了1〜2カ月前のタイミングで実施します。3回目の面談で確認・実施することは**表5**の通りです。

　復帰が近づいてきたタイミングで、より具体的に復帰後の働き方について確認します。円滑な復帰のために丁寧にコミュニケーションをとり、面談で確認した結果を記録し、本人からサインをもらっておくとよいでしょう。前述の裁判例のような行き違いを起こさないためにも、面談を通じてスタッフの状況や思いを確認し、認識を共有しておきます。

4回目の面談：育休復帰後2カ月

　育休から復帰して2カ月のタイミングで4回目の面談を実施します。復帰後の状況を確認するとともに、業務・体調・育児の面で気になることがないか確認します。

　たとえばフルタイムで復帰したスタッフが、やはり短時間勤務制度を利用したいと考えた場合、制度としては当然利用できます。しかし、フルタイムで復帰すると

上司に伝えて復帰した以上、今さら働き方を変えられないだろうと、「仕事を辞めるしかない」と早まった決断をされると、貴重な人材を失うことになります。そのようなことにならないためにも、4回目の面談で現在のスタッフの状況をしっかりフォローするようにしましょう。

> **Q** 配偶者の出産の直前になって「産後パパ育休を取りたい」と申し出てきたスタッフがいたのですが、その場合、休業前に2度も面談をするのは難しく、職場も対応に困ってしまいました。このような場合、何か対策はないでしょうか？
>
> **A** 産後パパ育休は取得予定日の2週間前までに申し出ることになっているため、取得予定日まで2週間を切っている場合は、申し出をした日の翌日から起算して最長2週間が経過する日を産後パパ育休取得開始日として使用者が指定できます。たとえば3/1の時点で、「3/3に取得したい」と申し出があった場合は、3/3～3/15の間で指定できます。
>
> ただ、2週間前であってもあまり余裕がないことに変わりはないため、早めに申し出てもらうよう日頃から周知しておきましょう。これらはコミュニケーションの問題なので、日頃から風通しのよい職場運営、何でも相談しやすい職場づくりを心がけ、産後パパ育休についても気兼ねなく早めに相談できるような雰囲気をつくっておくことがいちばんの対策です。

ステップ3：職場マネジメントとしての「育休復帰支援プラン」策定

　ステップ3は、円滑な育休取得・復帰のために、管理者が「育休復帰支援プラン」を策定する段階です。ステップ2における1回目の面談を実施したら、その内容を踏まえて、育休前・育休中に職場や管理者、本人が取り組むことや復帰後のことについて、策定マニュアルに掲載されている様式を利用して作りましょう。

表6　モデルプラン A に記載されている取り組み内容（抜粋）

取組計画		取組状況確認日
取組期間	取組内容	
2021年10月	・対象従業員の<u>業務棚卸し</u>を行い、省略・廃止できる業務を洗い出す ・また、職位上位者に委ねる業務、周囲の従業員に広く分担させる業務、外部化できる業務、対象従業員の育休中はいったん保留しておくことのできる業務に振り分ける ・対象従業員に「仕事と育児の計画書」を配付し、育休前・育休中・復帰後における配偶者と自身の育児分担や育休などの制度の利用について計画を促す	
2021年11月〜2022年1月	・新たに業務を分担する従業員が、対象従業員が休業に入るまでの間に業務を引き継ぐことができるよう、<u>引き継ぎ計画を作成し、引き継ぎを行う</u> ・並行して、当該担当者の負荷が過重とならないよう、既存業務の一部を廃止もしくは後輩社員への引き継ぎを行う	
2022年2月〜2023年2月（休業中）	・休業中の従業員に対して、職場の状況や業務内容の変更などの<u>情報提供</u>を継続的に行う ・「仕事と育児の計画書」で計画したことなどを参考に、<u>復帰後の働き方の希望と制度利用の意向を確認する</u>	

文献12に筆者加筆

　育休復帰支援プランといっても難しく考える必要はありません。プランとして目に見える形にすることで、育休を取るスタッフは、自施設や看護管理者の皆さんが両立を支援してくれる姿勢を感じ、安心して育休を取得し、復帰することができます。また、職場でプランの内容を共有することで、対象者の育休取得と復帰に向けてスタッフ間でも認識を共有でき、快く休業に送り出すことにもつながるでしょう。

　策定マニュアルには、職場や従業員の状況別に A から L までの 12 のモデルプランが掲載されています [11]。ぜひ参考にしてください。なお、12 のモデルプランには、おおむね共通して書かれている外せないポイントがあります。ここでは、モデルプラン A「代替要員の確保が難しい場合」の記載内容（**表 6**）をもとに、その解説をします。

休業前の取り組み（赤の下線の内容）の記載

円滑な育休取得のためには業務の引き継ぎが欠かせません。業務を引き継ぐためには、対象者の業務を棚卸しして整理しておく必要があります。休業前の取り組みとして、ステップ2の1回目の面談で確認したことをもとに、引き継ぎが必要な業務とそうでない業務を整理することと、「引継計画」を作成すること、そして引き継ぎを行うことを、プランに記載しましょう。

休業中の取り組み（ピンクの下線の内容）の記載

とくに女性の場合は、産前産後休業と育休で1年以上休業するケースも多いでしょう。1年も経つと人事異動があるなど職場の状況も変化し、新たな制度や規定ができたり、担当する業務の内容や進め方も変わっているかもしれません。このようなことから、長く休業していると、いわゆる「浦島太郎状態」になることを不安に思うスタッフも多いと思います。

そのような不安を軽減するために、長く休業するスタッフについては、たとえば社内報のようなものがあれば送付したり、定期的に人事異動の状況や業務内容の変更について連絡を行うとよいでしょう。そのような休業中の情報提供についてもプランに記載しておきます。

復帰後のこと（グレーの下線の内容）を記載

ステップ2の2回目の面談や3回目の面談において、復帰後の働き方の希望について確認しておくことが重要であると述べました。モデルプランのグレーの下線部分は、育休終了1〜2カ月前の3回目の面談のことです。これについてもプランに記載するようにします。

このモデルプランにはありませんが、復帰2カ月後のフォロー面談（4回目の面談）についても書いておくことで、「両立をしっかりフォローする」という管理者の姿勢が伝わり、スタッフに安心感を与えることができるでしょう。

ここまで、育休復帰支援プランに記載する内容のポイントを解説してきました。

プランの内容はもちろん重要ですが、時間をとって面談しプランを作成することで、スタッフは看護管理者の皆さんに対する信頼感を高め、復帰後も皆さんのもとで育児と仕事を両立して働いていこうというモチベーションにもつながるのではないかと思います。

引用・参考文献

1）厚生労働省 雇用環境・均等局．〜円滑な育休取得から職場復帰に向けて〜中小企業のための「育休復帰支援プラン」策定マニュアル．2022年2月．
　https://www.mhlw.go.jp/content/11900000/000344772.pdf（2024年12月閲覧）
2）前掲書1．5．
3）厚生労働省 都道府県労働局．令和6年11月．働きながらお母さんになるあなたへ．14．
　https://www.mhlw.go.jp/content/11900000/001343776.pdf（2024年12月閲覧）
4）厚生労働省．企業版両親学級開催マニュアル．8-9．
　https://ikumen-project.mhlw.go.jp/assets/pdf/event/parent_manual.pdf（2024年12月閲覧）
5）厚生労働省．母性健康管理指導事項連絡カード．
　https://www.mhlw.go.jp/content/11900000/000763976.pdf（2024年12月閲覧）
6）厚生労働省．育児・介護休業等に関する規則の規定例［簡易版］．（令和7年4月1日、10月1日施行対応版）．25．
　https://www.mhlw.go.jp/content/11909000/000685056.pdf（2024年12月閲覧）
7）前掲書1．83-93．
8）前掲書1．95-7．
9）前掲書1．101-4．
10）前掲書1．98-100．
11）前掲書1．37．
12）前掲書1．39．
13）厚生労働省．育児・介護休業法のあらまし．令和6年1月．
　https://www.mhlw.go.jp/content/11909000/000355354.pdf（2024年12月閲覧）
14）厚生労働省．育児・介護休業法 改正ポイントのご案内．令和6年11月．
　https://www.mhlw.go.jp/content/11900000/001259367.pdf（2024年12月閲覧）

看護師・社会保険労務士　**根岸 有**
サイノツノ社会保険労務士事務所 代表・社会保険労務士　**福田 憲行**
一般社団法人患者家計サポート協会 看護師 FP®　**黒田 ちはる**

介護と仕事の両立支援制度

- 厚生労働省が公表する「企業における仕事と介護の両立支援実践マニュアル」は、介護と仕事の両立を支援する看護管理者の参考となる
- 看護管理者は、育児・介護休業法などで定められている両立支援制度や介護保険制度を理解し、職場において制度の周知や両立に対する意識の醸成を行うこと
- 介護に直面したスタッフに対し、面談を行い、「介護支援プラン」を策定し、対象者の介護と仕事の両立を支援していくこと

介護と仕事の両立を支援する意義

　日本では高齢者人口が増え続けており、介護を必要とする人も増加しています。総務省の「令和4年就業構造基本調査」によれば、介護を行っている者は2012年から2017年にかけて70万人増加し、2017年から2022年にかけては1万人増加して629万人となっています。そのうち、有業者（仕事をしている人）は365万人です。このような状況の中、家族の介護・看護のために過去1年間に離職した人は10万6,000人います。なお、2012年調査では10万1,000人、2017年調査では9万9,000人と10万人前後で推移しています。2022年は10万6,000人であることから、近年は介護による離職者が多少ですが増加傾向にあるといえます[1]。

　たとえば親の介護は、年齢的に40代以上で直面することが多いでしょう。人手

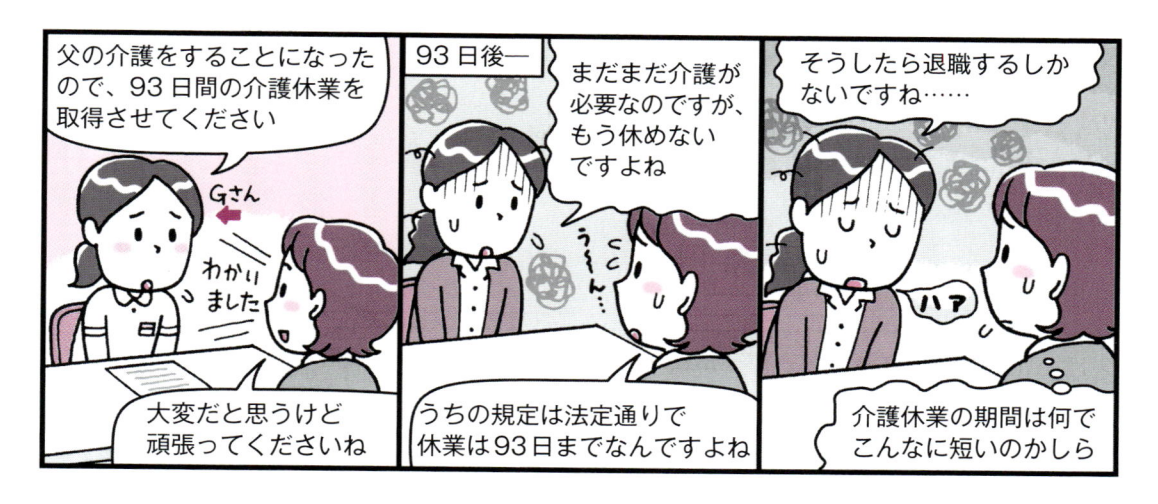

不足が問題になっている中、管理職や中堅として職場で活躍している人々が介護を理由に仕事を辞めることがないように、看護管理者として、介護と仕事の両立支援をどのように行っていけばよいのかを学び、実践に移していきましょう。

介護と仕事の両立支援のために取り組むべき事項

　介護と仕事の両立支援について参考となる資料として、厚生労働省が公表している「企業における仕事と介護の両立支援実践マニュアル」（以下、実践マニュアル）があります[2]。この実践マニュアルでは、企業が従業員の介護と仕事の両立を支援するために取り組むべき事項を「介護離職を予防するための仕事と介護の両立支援対応モデル」として、次の5つに整理しています[3]。

<介護離職を予防するための仕事と介護の両立支援対応モデル>
1. 従業員の仕事と介護の両立に関する実態把握
2. 制度設計・見直し
3. 介護に直面する前の従業員への支援
4. 介護に直面した従業員への支援
5. 働き方改革

従業員が介護に直面した際に会社が取り組むのは、4の「介護に直面した従業員への支援」のみで、そのほかの4つは日頃から取り組んでおくことになります。平常時に計画的にそのほかの4つの対応を進めておけば、実際に従業員が介護に直面した際に、会社も本人も慌てることなく両立に向けて対応することができます。

　そこでここからは、実践マニュアルをもとに取り組み1〜5の概要を説明していきます。取り組み2の説明の後は、いったん実践マニュアルを離れ、「育児・介護休業法」（育児休業、介護休業等育児又は家族介護を行う労働者の福祉に関する法律）に基づく「仕事と介護の両立支援制度」と、社会保険の一つである「介護保険制度」の概要を紹介することで、看護管理者の皆さんに制度に対する理解を深めていただきます。そして再び実践マニュアルに戻り、取り組み3以降の概要を確認していきます。また、取り組み4については、主に厚生労働省の「〜介護に直面した従業員への支援〜『介護支援プラン』策定マニュアル」（以下、策定マニュアル）[4]の内容をもとに説明していきます。

　なお、実践マニュアルには、取り組み1〜5を進める際の「お役立ちツール」も掲載されています。これらは厚生労働省のウェブサイト[5]からダウンロードできるので、適宜活用してください。

　それではまずは、取り組み1〜5と、それぞれの取り組みに対するお役立ちツールが図式化された**図1**で、5つの取り組みの全体像を確認しましょう。

取り組み1：従業員の仕事と介護の両立に関する実態把握

　介護と仕事の両立を支援するためには、まず介護と仕事の両立に関する実態について把握する必要があります。たとえば**表1**のような内容を、アンケートなどの方法で把握します。ただ、このようなアンケートは人事労務担当部門で実施するものであるため、看護管理者の皆さんは、定期的な上司・部下との面談の場や日常のコミュニケーションの中で、「家族の介護のことで、何か相談したいことはありませんか」「不安なことがあったり、働き方について配慮が必要なときはいつでも相談

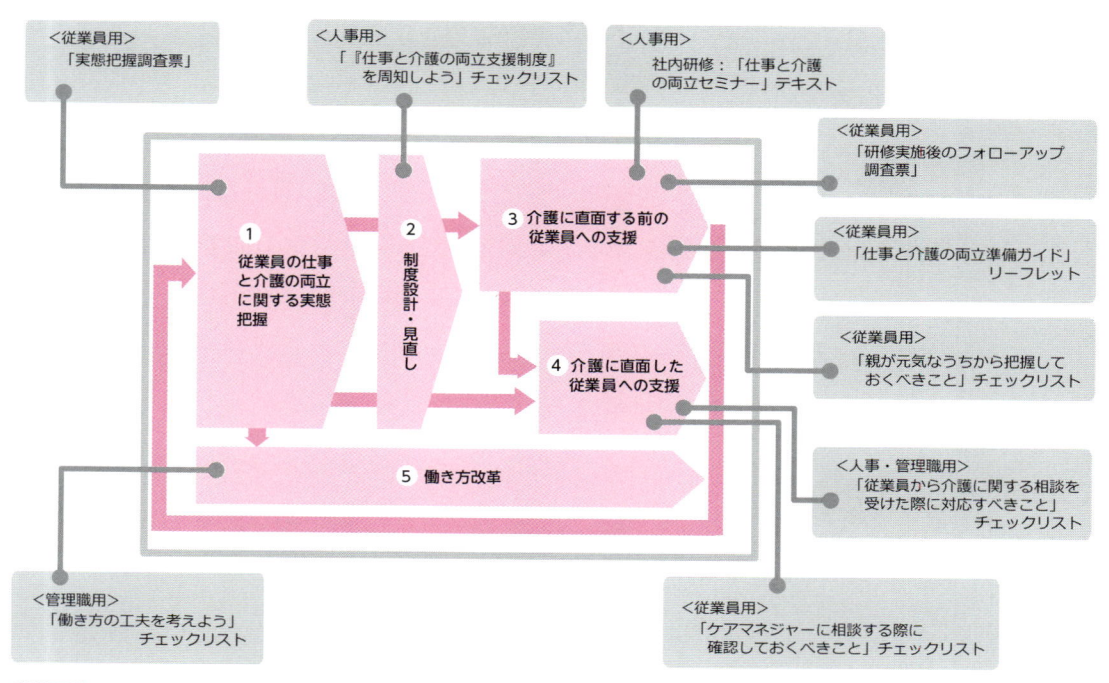

図1　仕事と介護の両立を支援するための「5つの取り組み」と各「お役立ちツール」[3]

表1　介護と仕事の両立に関する実態把握の内容例

＊現在介護をしているか（近いうちに介護をする可能性がどの程度あるか）
＊介護することについてどの程度不安を感じるか
＊不安を感じている場合は、具体的にどのようなことが不安なのか
　・介護に関する知識がないことや、制度を知らないことが不安なのか
　・介護に関してどこに相談すればよいのかわからないことが不安なのか
　・自分以外に介護を分担してくれる家族がいないことが不安なのか
　・仕事と両立する自信がないことへの不安なのか
　・制度を使いにくい職場環境（上司の無理解、雰囲気、人員不足）が不安なのか
　・介護休業をすると収入が減ることが不安なのか

＊制度などの理解度
　・勤務先の両立支援制度をどの程度知っているか
　・公的介護保険の制度をどの程度知っているか
　・地域包括支援センターのことを知っているか

＊仕事や職場の状況
　・残業をどの程度しているか
　・年次有給休暇は希望に対してどの程度とれているか
　・上司や職場の同僚とのコミュニケーションは問題ないか

してください」などと伝えて、日頃から介護について相談しやすい雰囲気を作っておくとよいでしょう。

取り組み2：制度設計・見直し

　会社では、取り組み1の実態調査の結果も踏まえて、介護休業などの自社の両立支援制度が法定の基準を満たしているか、制度がきちんと周知されているか、従業員のニーズに対応しているかなどの観点から点検し、課題があれば見直しを行います。ただし、これらの制度設計や見直しについても人事労務担当部門が実施するものであるため、看護管理者の皆さんは、スタッフから相談があった場合や自身が介護に直面した場合に備えて、自施設の介護に関する両立支援制度を確認しておくとよいでしょう。育児・介護休業法などをもとに「育児・介護休業等規程」というような名称で規定化されているケースが多いと思います。

育児・介護休業法に基づく「介護と仕事の両立支援制度」

　ここからは、いったん実践マニュアルから離れ、育児・介護休業法に基づく、介護休業などの介護と仕事の両立支援制度の概要を説明します。

介護休業

　「介護休業」とは、男女労働者が「要介護状態」にある「対象家族」の介護をするために休業することです。育児・介護休業法で規定されている制度であるため、労働者から申し出があった場合、会社は必ず取得させる必要があります。

　なお、要介護状態とは、介護保険制度の要介護状態区分が要介護2以上である場合のほか、介護保険制度の要介護認定を受けていなくても、負傷、疾病または身体上もしくは精神上の障害により、2週間以上の期間にわたり常時介護を必要とする状態のことをいいます。また、対象家族とは、配偶者（事実婚含む）、父母（養父

母）、子（養子含む）、配偶者の父母（養父母含む）、祖父母、兄弟姉妹、孫です（第 2 章-5「雇用保険」76 ページの図 5 も参照）。

　休業できる期間は、対象家族 1 人につき 3 回まで、通算 93 日までです。手続きとしては、休業開始予定日の 2 週間前までに、勤務先に「介護休業申出書」を提出します。

▷ 介護休業における経済的支援

　雇用保険の被保険者が介護休業を取得した場合、一定の要件を満たすと、介護休業期間中に休業開始前賃金の 67%に相当する「介護休業給付金」が雇用保険の給付として支給されます（第 2 章-5「雇用保険」75 ページ参照）。

休業以外の介護と仕事の両立支援制度

　介護休業以外に、介護と仕事を両立するための支援制度を説明します。「介護休暇」「所定外労働の制限」「時間外労働の制限」「深夜業の制限」「所定労働時間の短縮等の措置」があります。

介護休暇

　「介護休暇」は、男女労働者が要介護状態にある対象家族の介護や世話をするための「休暇」です。通院のつき添いや介護サービスに必要な手続きなどを行うために、年次有給休暇とは別に、1 年につき、対象家族が 1 人の場合は 5 日、対象家族が 2 人以上の場合は 10 日まで、1 日単位または時間単位で取得することができます。無給か有給かは会社の規定によります。

所定外労働の制限（残業免除）

　会社は、男女労働者が要介護状態にある対象家族を介護するために請求した場合は、所定労働時間を超えて労働させてはなりません。

Q 介護休業は育児休業に比べて 93 日と短く、介護期間としては足りないように思います。

A たしかに介護は長い期間にわたる場合もあります。しかし、介護休業は自分で身内の介護をするためだけでなく、介護と仕事を両立させる体制を整えるための期間としても位置づけられています。そのため、休業は両立の体制を整えるために使い、その体制ができたら復職し、必要に応じて介護と仕事の両立支援制度を活用しながら仕事を継続していくという認識でいましょう。

Q 介護休業は 3 回に分割して取得できるとのことですが、たとえばどのような取り方がありますか？

A 一例としては、1 回目は介護と仕事の両立体制を整えるにあたり介護サービスを受けるための準備期間として 30 日、2 回目は要介護の状態が重くなった場合のサービスの見直しのために 30 日、3 回目は看取りのために 33 日などの取り方が考えられます。

時間外労働の制限

会社は、男女労働者が要介護状態にある対象家族を介護するために請求した場合は、1 カ月で 24 時間、1 年で 150 時間を超える時間外労働をさせてはなりません。

深夜業の制限

会社は、男女労働者が要介護状態にある対象家族を介護するために請求した場合は、深夜（午後 10 時から午前 5 時までの間）において労働させてはなりません。

所定労働時間の短縮等の措置

会社は、男女労働者が就業しつつ要介護状態にある対象家族を介護することを容

易にするための措置として、次のうち、いずれか 1 つ以上の制度を設けなければなりません。

- ・**短時間勤務制度**
- ・**フレックスタイム制度**
- ・**時差出勤制度**
- ・**介護費用の助成その他これに準ずる措置**

　利用期間と回数は、対象家族 1 人につき利用開始日から 3 年以上の期間で、2 回以上と定められています。自施設ではどの措置が導入されているか、育児・介護休業等規程などで確認しておきましょう。

介護保険制度

　続いて「介護保険制度」の概要を説明します。かつては親の介護は子どもや家族が行うものとされていました。しかし、高齢化や核家族化の進行に伴い、介護による離職が社会問題となったことを受け、介護を社会全体で支えることを目的に、2000 年に介護保険制度が創設されました。誰もが 40 歳から基本的には一生涯、介護保険料を負担することになり、その保険料が介護保険制度を支えています。

介護保険の被保険者

　年齢により「第 1 号被保険者」と「第 2 号被保険者」に分かれます。

▷ **第 1 号被保険者**

　65 歳以上の人は第 1 号被保険者となります。要介護認定または要支援認定を受けると、1 ～ 3 割負担（所得による）で介護サービスを利用することができます。

▷ **第 2 号被保険者**

　40 歳以上 65 歳未満の人は第 2 号被保険者となります。第 2 号被保険者は加齢に伴う疾病（特定疾病）が原因で要介護認定または要支援認定を受けると、所得に

表2 利用できる主な介護サービス

分類	介護サービス	説明
自宅で受けるサービス	訪問介護	ホームヘルパー（訪問介護員）が、居宅を訪問し、入浴、排せつ、食事などの身体介護や、調理、洗濯、掃除などの生活援助を行う。通院などを目的とした乗車・移送・降車の介助サービスを提供する事業者もある。
	訪問看護	自宅で療養生活が送れるよう、看護師などが清潔ケアや排せつケアなどの日常生活の援助や、医師の指示のもと必要な医療の提供を行う。
	定期巡回・随時対応型訪問介護看護	24時間365日、定期的な巡回や随時通報への対応など、必要なサービスを必要なタイミングで提供するサービス。ホームヘルパーだけでなく、看護師なども連携しているため、介護と看護の一体的なサービス提供を受けることもできる。
施設などに出かけて受けるサービス	デイサービス（通所介護）	食事、入浴などの日常生活上の支援や、心身の機能を維持・向上するための機能訓練、口腔機能向上サービスなどを施設で日帰りで提供する。
	デイケア（通所リハビリテーション）	施設や病院などにおいて、日常生活の自立を助けるために理学療法士、作業療法士、言語聴覚士などがリハビリテーションを日帰りで提供する。利用者の心身機能の維持回復を図るサービス。
	ショートステイ（短期入所生活介護）	施設などに短期間宿泊して、食事や入浴などの日常生活上の支援や心身の機能を維持・向上するための機能訓練の支援などを行う。家族の介護負担軽減も目的としている。
	小規模多機能型居宅介護	施設への「通い」を中心に、利用者の選択に応じて、短期間の「宿泊」や利用者の自宅への「訪問」を組み合わせて日常生活上の支援や機能訓練を行う。
施設などで生活しながら受けるサービス	特定施設入居者生活介護	有料老人ホームなどに入居している高齢者が、日常生活上の支援や介護サービスを利用できる。
	特別養護老人ホーム（介護老人福祉施設）	常時介護が必要で、自宅では介護が困難な人が入所する。食事、入浴、排せつなどの介護を一体的に提供する。 ※原則要介護3以上の人が対象
	介護老人保健施設	在宅復帰を目指している人の入所を受け入れ、可能な限り自立した日常生活を送ることができるよう、看護・介護・リハビリテーションなどの必要な医療や日常生活上の世話を提供する。
生活環境を整えるためのサービス	福祉用具貸与	可能な限り自宅で自立した日常生活を送ることができるよう、日常生活や介護に役立つ福祉用具（車いす、ベッドなど）のレンタルサービスを行う。

かかわらず1割負担で介護サービスを利用することができます。

　利用できる主な介護サービスを**表2**にまとめました。

地域包括支援センターについて

　スタッフから身内の介護について相談があった際は、地域包括支援センターに早めに相談するよう伝えましょう。地域包括支援センターには、医療、福祉、介護の専門家である保健師、社会福祉士、主任介護支援専門員（主任ケアマネジャー）などが在籍しています。これらの専門家が連携をとりながら、相談内容に応じて制度

の概要の説明や相談窓口の紹介など、具体的な解決策の提案をしてくれます。また、必要であれば関係機関と連携し、介護サービスやさまざまな制度を利用できるよう支援してくれます。相談・支援は無料です。スタッフには、介護は専門家の力を借りることが必要であること、一人で抱え込まずに積極的に地域包括支援センターを活用するよう伝えましょう。冒頭のマンガにおいても、スタッフが「父の介護をすることになった」と最初に報告してきた時点で、看護管理者が要介護認定を受けているかを確認し、受けていないようであれば地域包括支援センターにすぐに電話で相談するようにと伝えておけば、93日間すべてを自分で介護することに使い切るのではなく、介護と仕事の両立の体制を整えて復職できていたかもしれません。

　上司である看護管理者としては、介護は一人で抱え込まずに地域包括支援センターへ相談するよう促すとともに、「介護と仕事の両立を職場としても支援する」というメッセージを発信することが大切です。そして「介護と仕事を両立する体制が整ったら復帰してほしい」とあらかじめ伝えておくことも重要です。

　なお、相談先は、介護が必要な人が住んでいる地域を担当する地域包括支援センターとなります。地域包括支援センターは、およそ中学校の学区ごとに設置されています。各市区町村のウェブサイトや「介護サービス情報公表システム」[6] で確認できます。また、介護が必要な人が入院している場合は、その病院内に「患者支援センター」または「地域医療連携室」といった名称の部署があれば、そこでも相談できるでしょう。

介護サービス利用までの流れ

　参考までに、介護が必要な人が介護サービスを利用できるようになるまでの流れを説明します。

▷ ①相談・申請する

　介護が必要になったら、まずは地域包括支援センターに相談して、市区町村の窓口で要介護（要支援）認定の申請をします。地域包括支援センターで申請手続きを

代行している場合があります。

▷ ②認定調査・審査・判定・結果通知

　認定調査員が自宅を訪問し1時間程度の聞き取りなどの調査を行います。介護休業を取得していないスタッフには、介護休暇を取得するなどして認定調査に同席することを勧めましょう。同席して、家族からも日頃の実態を伝えることで、実態に合った正しい判定結果にすることが重要だからです。

　認定調査の結果などをもとに、要介護度の審査・判定がされ、原則として申請から30日以内に、市区町村から認定結果が通知されます。認定結果は重い順に「要介護5〜1」、それよりも軽い「要支援2・1」、または「非該当」のいずれかとなります。

▷ ③介護サービス計画書の作成・介護サービスの利用

　介護サービスを利用する場合は、本人や家族の意向、専門職の助言を踏まえ、どのようなサービスをどの程度利用するかなどを決める介護サービス計画書（以下、ケアプラン）をケアマネジャーが作成します。介護と仕事の両立のための希望をしっかりとケアマネジャーに伝えることで、適切なケアプランの作成につながります。なお、ケアプランの作成費用の自己負担はありません。

　ケアプランができたら、ケアプランに基づいてサービスを利用します。要介護度、要支援度によって利用できるサービスや月々の利用限度額が異なります（**表3**）。

表3 居宅サービスの1カ月当たりの利用限度額と自己負担額（2024年12月時点）

要支援度 要介護度	1カ月の 利用限度額	自己負担額 1割の場合	自己負担額 2割の場合	自己負担額 3割の場合
要支援1	5万320円	5,032円	1万64円	1万5,096円
要支援2	10万5,310円	1万531円	2万1,062円	3万1,593円
要介護1	16万7,650円	1万6,765円	3万3,530円	5万295円
要介護2	19万7,050円	1万9,705円	3万9,410円	5万9,115円
要介護3	27万480円	2万7,048円	5万4,096円	8万1,144円
要介護4	30万9,380円	3万938円	6万1,876円	9万2,814円
要介護5	36万2,170円	3万6,217円	7万2,434円	10万8,651円

▷ **④更新手続き**

要介護・要支援認定には有効期間があります。継続してサービスを利用するためには、有効期間が終了する前に更新の手続きが必要となります。

取り組み3：介護に直面する前の従業員への支援

ここからは再び実践マニュアルで紹介されている、企業が従業員の介護と仕事の両立を支援するために取り組むべき5つの事項の説明に戻ります。

介護に直面する前のスタッフに対する支援をしっかりと行っておくことで、実際にスタッフが介護に直面したときも、退職ではなく、介護と仕事を両立する選択へとつなげることができます。その意味で「取り組み3」は非常に重要です。介護に直面する前の従業員への支援で行うべきこととして、実践マニュアルには次の6つがあげられています[7]。

> ＜介護に直面する前の従業員への支援に関して必要な取り組み＞
> 1）仕事と介護の両立を企業が支援するという方針の周知
> 2）「介護に直面しても仕事を続ける」という意識の醸成
> 3）企業の仕事と介護の両立支援制度の周知
> 4）介護について話しやすい職場風土の醸成
> 5）介護が必要になった場合に相談すべき「地域の窓口」の周知
> 6）親や親族とコミュニケーションをはかっておく必要性のアピール

まずはこれらの取り組みと関係する育児・介護休業法の改正について紹介します。

介護離職防止のための雇用環境整備

育児・介護休業法の改正により、2025年4月以降、介護休業や、そのほかの仕事と介護の両立支援制度などの申し出が円滑に行われるようにするため、会社は次

のＡ～Ｄいずれかの措置を講じなければなりません。1つ実施すれば義務を果たすことになりますが、複数の実施が望ましいとされています。

A. 介護休業・介護両立支援制度などに関する研修の実施
B. 介護休業・介護両立支援制度などに関する相談体制の整備（相談窓口設置）
C. 自社の労働者の介護休業取得・介護両立支援制度などの利用の事例の収集・提供
D. 自社の労働者へ介護休業・介護両立支援制度などの利用促進に関する方針の周知

いずれも「申し出」が円滑に行われるようにするための措置なので、「取り組み3」と重なる部分があります。この法改正との関係も踏まえながら、前述した1）～6）の取り組み内容について見ていきます。

1) 仕事と介護の両立を企業が支援するという方針の周知

スタッフの介護離職を防ぐために、スタッフが介護に直面する前にやっておくこととして、方針の周知は欠かせないものです。自身の勤務先が「介護と仕事の両立を支援します」「介護との両立で仕事の調整が必要になっても仕事を続けてほしい」といったメッセージを発信していれば、スタッフは介護が必要になったときにも安心して勤務先に相談することができます。これは上記の法改正のＤとも重なっています。Ｄの方針の周知とともに、Ｂの相談体制を整備し、相談窓口の周知とともに方針を発信できるとよいでしょう。自施設ですでに方針が発信されている場合は、改めてスタッフにも伝えるようにしましょう。

2)「介護に直面しても仕事を続ける」という意識の醸成

勤務先が介護と仕事の両立を支援するという方針を周知していても、スタッフ側が「身内で介護が必要な人が出てきたら仕事を続けることは無理」と思い込んでいれば、上司である皆さんに介護のことを相談せず、退職してしまうかもしれません。前出の法改正との関係では、Ａの研修の実施やＣの事例提供により「介護に直

面しても働き続けよう」「両立できる」とスタッフが思えるように、日頃から働きかけることが重要です。

　実践マニュアルのお役立ちツール「介護離職を予防するための仕事と介護の両立準備ガイド」[8] には、介護と仕事を両立するための事前の心構えの重要性や両立に向けたポイントが書かれているので、活用するとよいでしょう。

3）企業の仕事と介護の両立支援制度の周知

　そもそも勤務先に介護と仕事の両立支援制度があることを知らないスタッフもいるため、制度の存在をきちんと知らせることが重要です。前出の法改正との関係では、A の研修の実施時に周知する、D の方針周知の文書に制度の概要を掲載するなどの方法があります。それ以外では、制度を記載した書面の配布や掲示、リーフレットの配布やイントラネットへの情報掲載などがあるでしょう。看護管理者としては、介護と仕事の両立支援制度に関連する規定がどこにあるのかを確認しておき、必要に応じてその存在をスタッフに伝えられるようにしておくとよいでしょう。なお、制度の周知（情報提供）については、育児・介護休業法の改正で次ページ表 4 の内容が 2025 年 4 月から義務化されます。

　また、前述した実践マニュアルのお役立ちツール「介護離職を予防するための仕事と介護の両立準備ガイド」には、自社の両立支援制度を記入する部分があります。周知のためにこれを活用するのもよいでしょう。

4）介護について話しやすい職場風土の醸成

　会社としての方針や制度の内容が周知されていても、両立支援制度の利用を言い出せないような職場の雰囲気があると、制度の利用を諦めて退職を選択することにもなりかねません。介護に限らず、仕事において配慮が必要になることは誰にでも起こり得ます。そういった「お互いさま」の意識を職場において醸成し、風通しのよい職場をつくっておくことは、介護に限らず、仕事をスムーズに進めるうえでも重要です。

表4 介護と仕事の両立支援制度の情報提供に関する育児・介護休業法の改正

●**介護に直面する前の早い段階（40歳など）での両立支援制度に関する情報提供**
　2025年4月以降、労働者が介護に直面する前の早い段階で、仕事と介護の両立支援制度の理解と関心を深め、制度を活用できずに退職に至ることを防止するために、会社は、面談、書面交付などの方法で以下の情報提供をしなければならない。

・**情報提供期間（以下①②のいずれか）**
　①労働者の40歳の誕生日前日の属する年度（1年間）
　②労働者の40歳の誕生日から1年間

・**情報提供事項**
　①介護休業に関する制度、介護両立支援制度など（制度の内容）
　②介護休業・介護両立支援制度などの申し出先（例：人事部など）
　③介護休業給付金に関すること

5）介護が必要になった場合に相談すべき「地域の窓口」の周知

　「介護保険制度」のところでも触れましたが、スタッフに地域包括支援センターの存在を知らせましょう。実践マニュアルによれば、地域包括支援センターの名称も利用方法も知らない人が6割以上いるとのことです[9]。

6）親や親族とコミュニケーションをはかっておく必要性のアピール

　これまで介護とは無縁の生活を送っていても、親が急に倒れ、ある日突然、介護に直面することになるかもしれません。そのような場合に備えて、たとえば、親の抱えている病気やかかりつけ医、親しくしている人、介護保険証やマイナ保険証などの保管場所など、事前に知っておいたほうがよいことは数多くあります。実践マニュアルのお役立ちツールには「親が元気なうちから把握しておくべきこと」チェックリスト[10]があるので、活用するのもよいでしょう。

　また、親族間で協力することで介護に関する負担を分散させることができるため、日頃から親族とコミュニケーションをとり、いざというときにどのように役割分担をするか、話し合っておくことも大切です。このようなことをスタッフに伝えることで、スタッフが親や親族とよりコミュニケーションをとるきっかけとなるかもしれません。

取り組み 4：介護に直面した従業員への支援

　最初に説明した通り、取り組み 4 については、主に厚生労働省の「策定マニュアル」をもとに説明します。

　実際に介護に直面した従業員への支援としては、まず初回の面談で当面の対応を確認します。そして要介護（要支援）認定の申請をして介護が必要な人のケアプランが作成された段階で、2 回目の面談を実施して介護と仕事の両立体制を整えます。その後は最低、年に 1 回はフォロー面談を実施して状況に変化がないかを確認し、必要に応じて両立体制の見直しを行うという流れが基本となります（図 2）。ただし、実際は初回面談の時点ですでにケアプランが作成されていたり、2 回目の面談実施後に大きく状況が変化したために当面の対応についての面談を再び実施するなど、この流れの通りにならない場合もありますが、ここでは基本的な流れに沿って説明します。

　なお、介護に直面したスタッフへの対応として、育児・介護休業法の改正で次ページ表 5 の内容が 2025 年 4 月から義務化されます。人事労務担当部門で実施することが多いかもしれませんが、各職場の管理者が実施することも想定されるため、自施設の対応について確認しておくとよいでしょう。

　ちなみに、厚生労働省のウェブサイトに掲載されている「育児・介護休業等に関

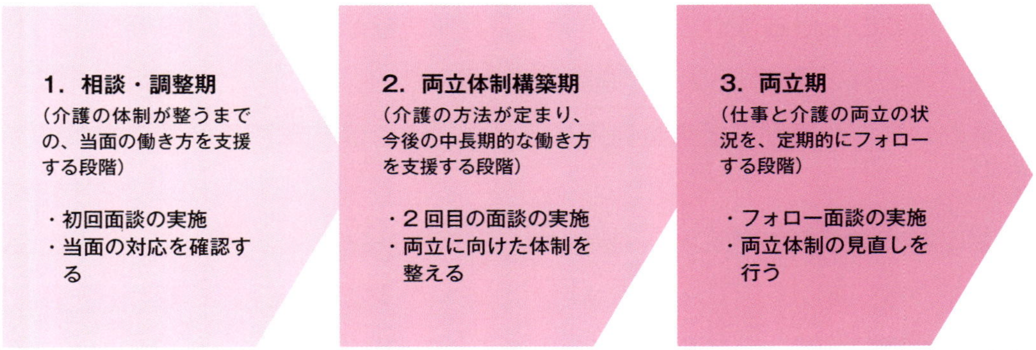

1．相談・調整期
（介護の体制が整うまでの、当面の働き方を支援する段階）

・初回面談の実施
・当面の対応を確認する

2．両立体制構築期
（介護の方法が定まり、今後の中長期的な働き方を支援する段階）

・2 回目の面談の実施
・両立に向けた体制を整える

3．両立期
（仕事と介護の両立の状況を、定期的にフォローする段階）

・フォロー面談の実施
・両立体制の見直しを行う

文献 11 をもとに筆者作成

図2　介護に直面した従業員への「仕事と介護の両立支援」の流れ

表5	介護に直面した労働者に関する育児・介護休業法の改正内容

> **●介護に直面した旨の申し出をした労働者に対する個別の周知・意向確認**
> 　2025年4月以降、介護に直面した旨の申し出をした労働者に対して、会社は介護休業制度などに関する以下の事項の周知と、介護休業の取得・介護両立支援制度などの利用の意向の確認を、面談や書面交付などの方法により、個別に行わなければならない。
>
> ・**周知事項**
> 　①介護休業に関する制度、介護両立支援制度など（制度の内容）
> 　②介護休業・介護両立支援制度などの申し出先（例：人事部など）
> 　③介護休業給付金に関すること

する規則の規定例［簡易版］」パンフレットには、「個別周知・意向確認書記載例」が掲載されています[12]。

1. 相談・調整期：初回面談の実施

　表5で説明したように、介護に直面した旨の申し出をしたスタッフに対しては個別に制度を周知する必要があるため、面談を実施します。

　初回の面談では、現在の状況を確認します。まだ介護サービスを利用していなければ、介護サービスの利用を開始するまでの当面の対応について確認しつつ、上司として介護と仕事の両立を支援するということを伝えましょう。面談には人事労務担当者にも参加してもらい、三者で行うことをお勧めします。

　急に介護に直面したようなケースでは、面談の時間をとることが難しい場合もあります。そのような場合は郵送で個別周知・意向確認書を送り（本人が希望すれば電子メールでの送付も可）、メールや電話で状況を確認するようにします。

　面談やメール、電話での状況確認においては、**表6**のことを確認し、伝えます。また、まだ介護サービスを利用していない場合は、**表7**をスタッフに伝えましょう。

　なお、初回の面談の際には、策定マニュアルの「仕事と介護の両立支援　面談シート兼介護支援プラン　①初回面談用」[15]を利用するとよいでしょう。「分割バージョン」と書かれている書式は、当てはまるところに○をつけて確認できるので、記入が楽になりお勧めです。

表6　初回の面談などで確認すること・伝えること

＊スタッフの仕事と介護の両立を上司として支援することを伝える
＊要介護度の認定の有無の確認
　→認定を受けているようであれば、担当のケアマネジャーにも相談するように伝える
　→認定を受けていないようであれば、地域包括支援センターにすぐに電話で相談するように伝える
＊介護が必要な人に関して以下の確認
　・続柄（父、母、義父、義母、祖父、祖母、配偶者、子など）
　・同居、別居（別居の場合は、自宅からどのくらいの時間が必要か）
　・介護を分担できる親族の有無（配偶者、兄弟姉妹など）
　・介護が必要な場面（入院時の対応、通院つき添い、介護サービス導入初期、日常生活、未定など）
＊両立するうえでの当面の課題や希望の確認
　・勤務時間や曜日の制限（制限有か無か未定か、制限有の場合の希望を確認）
　・休暇の必要性の有無（有か無か未定か、有の場合は時期と期間の希望を確認）
　・出張の可否（可か不可か条件付きで可か、現時点では不明か、条件付きで可の場合はその条件を
　　確認（日帰りは可など）
　・そのほかの希望（転勤の可否や、そのほかの働き方の希望など）
＊仕事と介護の両立支援制度について書面などで周知（2025 年 4 月以降は義務）。
＊利用したい両立支援制度と希望の利用時期・期間の確認
＊業務面で配慮してほしいことや引き継ぎが必要な場合の確認（誰に、いつ、どうやって引き継ぐか）
＊業務以外で周囲に配慮してほしいことの有無の確認（職場の同僚に、介護のため休業し、1 カ月後
　には復帰するということを伝えてほしいなど）

表7　介護サービス未利用のスタッフに対して伝えるべきこと

・適切なケアプランができあがるよう、ケアマネジャーに対して、自身の仕事の状況（仕事内容、出
　社・帰宅時間、残業の程度、出張の頻度、転勤の可能性）や、両立支援制度をどのように利用してど
　のように介護に携わりたいかなど、自身の両立のための希望をしっかりと伝える
　※実践マニュアルの「ケアマネジャーに相談する際に確認しておくべきこと」チェックリスト [13] を
　　配布するとよい
・策定マニュアルの「仕事と介護の両立計画」[14] をスタッフに配布し、ケアマネジャーと相談しなが
　ら作成すること、ケアプランができた後の次回の面談時に持参するよう伝える
・ケアマネジャーと信頼関係が確立できないようであれば、いつでも交代してもらうことができること
　を伝える
・ケアプランが作成され、介護の方法や内容などが決まった段階で 2 回目の面談を実施することを伝
　える

▷「仕事と介護の両立計画」の記入例

　表7 において、スタッフに対して「仕事と介護の両立計画」を配布し、ケアマネ
ジャーと相談しながら作成するように伝えると示しました。介護に直面したスタッ
フが、仕事を辞めずに介護と仕事の両立を図っていくためには、この計画が鍵とな
ります。そこで看護管理者の皆さんも、両立計画をどのように考え、記入すればよ

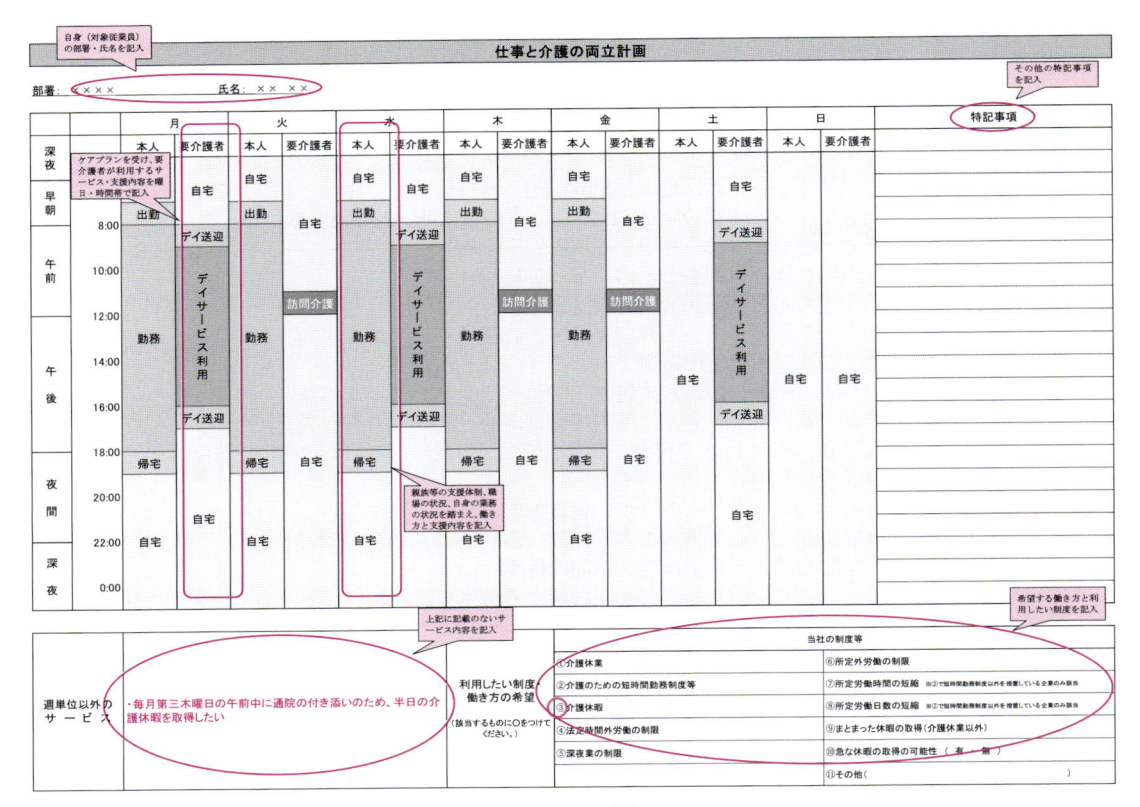

図3 「仕事と介護の両立計画」記入方法と記入例 [16)]

いのかについて知っておきましょう。

　図3は、策定マニュアルの「仕事と介護の両立計画」の記入方法と記入例です。これをもとに説明します。まず、各曜日の「本人」欄を記入し、「要介護者」欄は空欄のままにして、ケアマネジャーと相談しながら埋めていくようスタッフに伝えるとよいでしょう。記入例では、本人の出勤後にデイサービスの利用となっていますが、朝に訪問介護のサービスを入れてホームヘルパーにデイサービスへの送り出しをしてもらうことで、本人は通常通り出勤することができます。このように本人欄は必ず実態通りに記入し、ケアマネジャーに自身の仕事の実態を伝えて必要なサービスを使うことで、両立しやすい体制を整えることが可能となります。また、記入例では、土曜日は本人が自宅にいるにもかかわらずデイサービスを利用する計画になっています。これは本人が介護を休む時間を計画的にいれておくため

プラン策定日	取組期間	取組内容
××年 ××月××日	××年 ××月××日	・管理職から職場のメンバーに対して、対象従業員が10月第2週に介護休暇を3日取得することを伝える ・××さんが緊急の対応を行えるよう、管理職から対象従業員に引き継ぎを指示し、緊急の対応を××さんが担当するよう指示する
	××月××日 〜××月××日	・今後の両立支援に備え、ペア制の導入を検討する

図4 当面のプランの記入例 [17]

で、これも両立を継続するために大切なことです。

当面の介護支援プランの作成

　初回の面談が終わったら、その内容を踏まえて、当面の対応について介護支援プランを作ります。前出の策定マニュアルにおける分割バージョンの面談シートの下部には、「当面のプラン」を記入する箇所があります。**図4**は当面のプランの記入例です。参考にしてください。

2.　両立体制構築期：2回目の面談の実施

　介護が必要な人のケアプランが作成され、介護の方法や内容などが決まったタイミングで、両立体制を整えるための2回目の面談を実施します。初回面談同様、人事労務担当者にも参加してもらい、三者で面談するとよいでしょう。2回目の面談で確認することは次ページ**表8**の通りです。

　2回目の面談についても策定マニュアルに分割バージョンの「②プラン策定面談用」が掲載されているので、利用するとよいでしょう [18]。面談シートの下部には「介護支援プラン」を記入する箇所があります。簡潔な内容で構わないので、取り組む内容を記載してスタッフの両立支援に活かしましょう。なお、策定マニュアルには9つの「介護支援プラン」モデルが掲載されているので、参考にしてください [19]。

表8　２回目の面談で確認すること

＊介護が必要な人に関する以下のことについて、前回の面談からの変更の有無
　・続柄（父、母、義父、義母、祖父、祖母、配偶者、子など）
　・同居、別居（別居の場合は、自宅からどのくらいの時間が必要か）
　・介護を分担できる親族の有無（配偶者、兄弟姉妹など）
　・介護が必要な場面（入院時の対応、通院つき添い、介護サービス導入初期、日常生活、未定など）
＊両立するうえでの課題や希望について、前回の面談からの変更の有無
　・勤務時間や曜日の制限（制限有か無か未定か、制限有の場合の希望を確認）
　・休暇の必要性の有無（有か無か未定か、有の場合は時期と期間の希望を確認）
　・出張の可否（可か不可か条件付きで可か、現時点では不明か、条件付きで可の場合は、その条件
　　を確認〔日帰りは可など〕）
　・そのほかの希望（転勤の可否や、そのほかの働き方の希望など）
＊スタッフが作成した仕事と介護の両立計画をもとに、利用したい両立支援制度と希望の利用時期・
　期間
＊業務面で配慮してほしいことや引き継ぎが必要な場合の確認（誰に、いつ、どうやって引き継ぐか）
＊業務以外で周囲に配慮してほしいことの有無

表9　フォロー面談で確認すること

＊仕事と介護の両立の状況について、前回の面談からの変更の有無
　→変更がある場合は状況の変化の内容を確認する
　→今後の職場での働き方や業務分担について、前回の面談から変更が必要な場合は対応を検討する

3. 両立期：フォロー面談の実施

　担当業務の内容変更や介護の状況の変化（介護の状態が重くなったり、介護を分担する親族が疲弊する）などにより、介護と仕事の両立に無理が生じていないか、両立支援の見直しの必要性をフォロー面談により定期的に確認します。最低でも1年に1回は実施しましょう。また、初回・2回目同様、面談には人事労務担当者にも参加してもらい、三者で行うとよいでしょう。フォロー面談で確認することは**表9**の通りです。

　フォロー面談についても策定マニュアルに「③フォロー面談用」シートが掲載されています[20]。下部には「介護支援プランの変更版」を記入する箇所があります。支援プランに変更がある場合は、簡潔な内容で構わないので、変更後のプランを記載しましょう。

取り組み 5：働き方改革

　たとえば長時間労働が常態化している職場では、介護や育児で長時間労働ができないスタッフは退職せざるを得なくなります。するとさらに人手が不足し、体制を維持するためにますます長時間労働が必要になるという悪循環に陥ります。一方、介護や育児と仕事を両立できる職場は、ワーク・ライフ・バランスの観点からも働きやすい職場であり、スタッフも定着しやすい職場だといえます。そのような視点で、長時間労働が常態化していたり、年次有給休暇が取得しにくい職場になっていないか確認してみる必要があります。

　また、仕事が属人化（特定の人にしかわからない状態）していると、ほかの人が代わりにできないため、長時間労働になったり、休みの日でも呼び出されたり、年次有給休暇が取りにくくなったりします。それを防止するには、業務をマニュアル化したり、ジェネラリストの育成などで複数人が対応できるようにしておくことが重要です。そしてスタッフ同士がそれぞれの事情を理解し合えるような、コミュニケーションが良好な職場風土を日頃から醸成しておくことも、仕事を円滑に進めるには必要です。

　看護管理者は、介護や育児と仕事を両立できる働きやすい職場環境づくりのために、このようなことに取り組んでいきましょう。実践マニュアルのお役立ちツール「働き方の工夫を考えよう」チェックリスト[21] には、仕事と介護を両立しやすい環境づくりに向けたポイントがまとめられているので、参考になると思います。

　少子高齢化が進む中、国は今後ますます働き方改革を進めていくと予想され、育児、介護を行う労働者に対してはより手厚い保護がされていくでしょう。看護管理者としては、まず制度を正しく理解すること、そのうえでスタッフの介護や育児と仕事の両立をしっかり支援していくことが重要です。そのためには、コミュニケーションが良好な職場風土が欠かせません。まずは率先して風土づくりをしていくことが、両立支援の第一歩になるのではないかと考えます。

引用・参考文献

1）総務省統計局．令和4年就業構造基本調査の結果：結果の要約及び概要．令和5年7月21日．24，28．
https://www.stat.go.jp/data/shugyou/2022/index2.html（2024年12月閲覧）
2）厚生労働省．企業における仕事と介護の両立支援実践マニュアル．平成28年3月．
https://www.mhlw.go.jp/file/06-Seisakujouhou-11900000-Koyoukintoujidoukateikyoku/0000119918.pdf
（2024年12月閲覧）
3）前掲書2．9．
4）厚生労働省 雇用環境・均等局．～介護に直面した従業員への支援～「介護支援プラン」策定マニュアル．平成29年10月．
https://www.mhlw.go.jp/file/06-Seisakujouhou-11900000-Koyoukintoujidoukateikyoku/kaigo_1.pdf（2024年
12月閲覧）
5）厚生労働省．仕事と介護の両立支援 ～両立に向けての具体的ツール～．
https://www.mhlw.go.jp/stf/seisakunitsuite/bunya/koyou_roudou/koyoukintou/ryouritsu/model.html（2024年
12月閲覧）
6）厚生労働省．介護事業所・生活関連情報検索 介護サービス情報公表システム．
https://www.kaigokensaku.mhlw.go.jp/（2024年12月閲覧）
7）前掲書2．21．
8）前掲書2．61．
9）前掲書2．24-5．
10）前掲書2．62-4．
11）前掲書4．11．
12）厚生労働省．育児・介護休業等に関する規則の規定例[簡易版]．令和6年11月．30-2．
https://www.mhlw.go.jp/content/11909000/000685056.pdf（2024年12月閲覧）
13）前掲書2．67-8．
14）前掲書4．70-1．
15）前掲書4．66．
16）前掲書4．30-1．
17）前掲書4．24．
18）前掲書4．67．
19）前掲書4．42．
20）前掲書4．68．
21）前掲書2．69．
22）厚生労働省．40歳になられた方へ 介護保険制度について．令和6年3月．
https://www.mhlw.go.jp/content/12300000/001238058.pdf（2024年12月閲覧）
23）厚生労働省．－企業のための－仕事と介護の両立支援ガイド～従業員の介護離職を防ぐために～．
https://www.mhlw.go.jp/content/000490099.pdf（2024年12月閲覧）
24）独立行政法人福祉医療機構．サービス一覧／サービス紹介．
https://www.wam.go.jp/wamappl/seidokaisetsu.nsf/asssearch?Open&cc=01（2024年12月閲覧）
25）厚生労働省．育児・介護休業法のあらまし．令和6年1月．
https://www.mhlw.go.jp/content/11909000/000355354.pdf（2024年12月閲覧）
26）厚生労働省．育児・介護休業法 改正ポイントのご案内．令和6年11月．
https://www.mhlw.go.jp/content/11900000/001259367.pdf（2024年12月閲覧）

第4章

スタッフを守る！
職場の健康支援制度

ストレスチェック制度と健康診断

福島通子社会保険労務士事務所 代表　**福島 通子**

- ●ストレスチェック制度は、労働者数 50 人以上の事業場において、労働者のストレスの程度を把握し、労働者自身にストレス状況への気づきを促すとともに、職場環境の改善につなげ、働きやすい職場づくりを進めることにより、労働者がメンタルヘルス不調となることを未然に防止するためのもの
- ●健康診断は、事業者には労働安全衛生法第 66 条に基づき実施する義務があり、労働者には受診義務がある

ストレスチェックと健康診断の重要性

　少子高齢化などを背景として、労働者において中高年齢者層の増加がみられ、労働者の心身の健康問題への対処は以前にも増して重要となっています。そのような中で、定期健康診断における脳・心臓疾患につながりかねない有所見率は年々増加する傾向にあります。厚生労働省の「業務上疾病発生状況等調査」[1] によれば、2023 年の有初見率は 58.9％と発表されています。

　とくに職場においては自助努力では解消できないストレス要因が存在するため、使用者が課題解決のための対策を講じることが求められます。そのためにはまず労働者の心身の状態について客観的なデータが必要であることから、「ストレスチェック」および「健康診断」の重要性について、再認識していただきたいと思います。

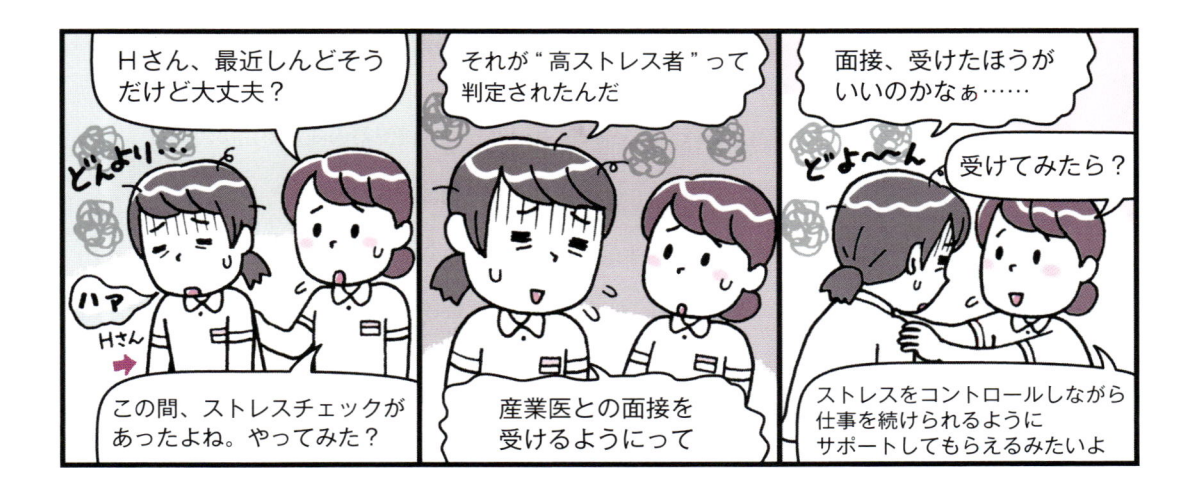

ストレスチェック制度

　ストレスチェック制度は、労働者数 50 人以上の事業場において、心理的な負担の程度を把握するための検査および面接指導の実施ならびに面接指導結果により、労働者のストレスの程度を把握し、また、労働者には自身のストレス状況への気づきを促すとともに、職場環境の改善につなげ、働きやすい職場づくりを進めることにより、労働者がメンタルヘルス不調となることを未然に防止するためのものです。「労働安全衛生法」に基づき、2015 年 12 月 1 日より義務化されました。実施手順は次ページの図 1 の通りです。

ストレスチェック結果の通知

　ストレスチェックの結果は、一般的にはストレスの程度を数値で示し、また、ストレスの状況をレーダーチャートなどの図表でわかりやすく表したものを直接本人へ通知する方法がとられています。その中で、「心身のストレス反応」や「仕事のストレス要因」「周囲のサポート」の評価点数の合計が高い者などを「高ストレス者」として選定し、本人に産業医または事業場において産業保健活動に従事している医師との面接を受けるよう勧奨することになっています。このとき、面接指導の

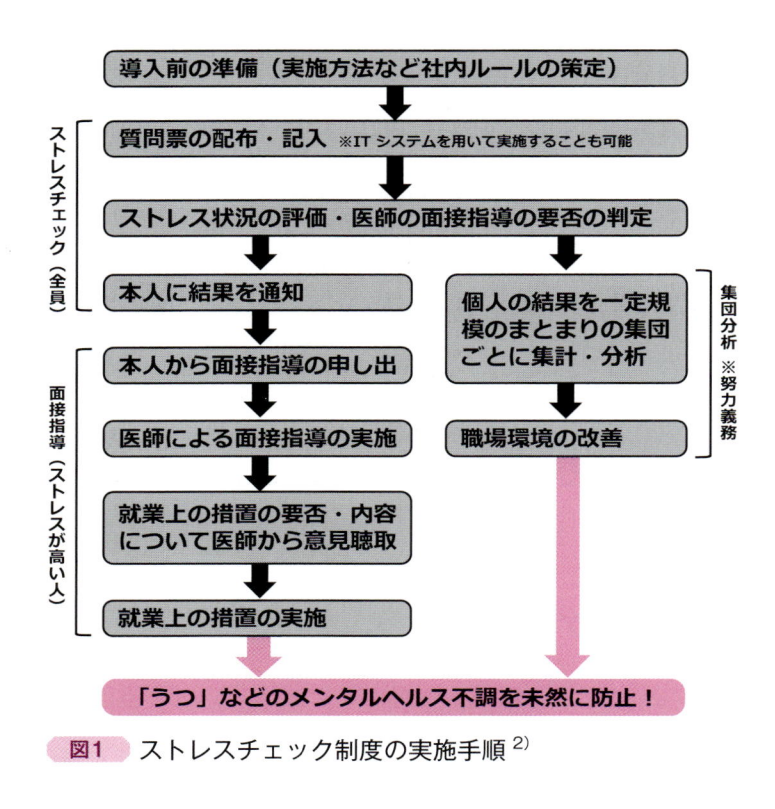

図1 ストレスチェック制度の実施手順 [2]

（図中）

導入前の準備（実施方法など社内ルールの策定）

ストレスチェック（全員）
- 質問票の配布・記入 ※IT システムを用いて実施することも可能
- ストレス状況の評価・医師の面接指導の要否の判定
- 本人に結果を通知

面接指導（ストレスが高い人）
- 本人から面接指導の申し出
- 医師による面接指導の実施
- 就業上の措置の要否・内容について医師から意見聴取
- 就業上の措置の実施

集団分析 ※努力義務
- 個人の結果を一定規模のまとまりの集団ごとに集計・分析
- 職場環境の改善

「うつ」などのメンタルヘルス不調を未然に防止！

要否がほかの者にわからないように通知する必要があるため、多くの事業場では、全員に送るストレスチェックの結果に面接指導の対象者である旨を同封するなどの配慮がなされています。

　ストレスチェックの結果の通知後は、労働者本人にセルフケアを進めてもらうことが重要ですが、それだけでは解決しない問題も多いため、組織としての対策も必要です。相談窓口での適切な対応などはもとより、産業医などと連携しながら必要な措置を実施していくことが推奨されます。

ストレスチェック制度における注意点

　ストレスチェック制度は、個人情報が適切に保護されるという前提があって初めて、労働者は安心して受けることができます。実施者が情報の取り扱いには十分気をつけることはもちろん、労働者の秘密情報を不正に入手することなどがないよう

に、関係者は法律で定められている守秘義務を厳守しなければなりません。たとえばストレスチェック結果は、労働者本人の同意がなければ事業者は見ることができません。

　また、労働者が、ストレスチェックを受けない、結果の提供に同意しない、医師による面接指導を申し出ない（または断る）など、事業者の意向にそぐわない行動をしたことを理由として不利益な取り扱いをすることも許されません。

結果を集計・分析し、改善につなげる

　ストレスチェックの結果を、部や科などの集団ごとに集計・分析して、どの集団がどのようなストレスを抱えているかを調べることも有用です。集団分析の結果、職場環境の改善をすべきという結論が得られた場合は、物理的なレイアウトや、労働時間、仕事の仕方、人間関係の改善などに速やかに着手し、メンタルヘルス不調を予防することや職場全体の改善につなげていくとよいでしょう。

　なお、集団規模が小さい場合は、集団分析を行うと個人が特定される懸念があるため、原則として 10 人未満の集団では、全員の同意を得なければ、事業者は集計・分析結果を見ることができません。

健康診断

　定期的に健康診断を受けることは、自覚症状が出にくい病気の発見や健康状態のチェックのためにとても意味のあることです。事業者は、労働安全衛生法第 66 条**「事業者は、労働者に対し、厚生労働省令で定めるところにより、医師による健康診断を行わなければならない」**に基づき、健康診断を実施しなければならず、労働者には受診義務があります。

健康診断の対象者と種類

　健康診断の対象となるのは常時使用する労働者ですが、パートタイム労働者で

	契約形態	正社員	パートタイム労働者					
			○無期契約 ○契約期間が1年以上の有期契約（契約更新により1年以上になる場合を含む）			○契約期間が6カ月以上1年未満の有期契約（契約更新により6カ月以上となる場合を含む）		
	週所定労働時間（対正社員）	1	3/4以上	1/2以上3/4未満	1/2未満	3/4以上	1/2以上3/4未満	1/2未満
一般健康診断	雇入時の健康診断	◎	◎	○	△			
	定期健康診断（1年以内に1回）						△	
	特定業務※1への配置換え時に行う健康診断					◎	○	△
	特定業務従事者の定期健康診断（6カ月以内に1回）							
特殊健康診断	入社時、有害業務※2への配置換え時に行う特殊健康診断	特殊健康診断については、契約形態および週所定労働時間によらず、あくまで有害業務に常時従事する場合に健康診断を実施する義務が定められています。						
	定期の特殊健康診断（6カ月以内に1回）							

◎：労働安全衛生法を根拠に実施する義務があるもの
○：法令上の実施義務規定はないが「短時間労働者の雇用管理の改善等に関する法律の施行について」（平成5年12月1日基発第663号）により実施が望ましいとされているもの
△：実施根拠規定がないもの
※1：労働安全衛生規則第13条第1項第2号の業務
（深夜業を含む業務、重量物の取扱い等重激な業務、著しく暑熱な場所における業務、など）
※2：労働安全衛生法施行令第22条第1項の業務
（有機溶剤業務、特定化学物質の取扱い等の業務、放射線業務、石綿等の取扱い等の業務、など）

図2 健康診断の実施義務など[3)]

あっても、1年以上の雇用継続が見込まれ、所定労働時間が常勤職員の4分の3以上であれば実施義務があり、2分の1以上の場合も実施するのが望ましいとされています（**図2**）。

　主な健康診断は**表1**の「雇入時の健康診断」「定期健康診断」「特定業務従事者健康診断」の3つです。なお、「雇入時の健康診断」と「定期健康診断」は一般的な健康確保を目的とし、直接的に業務との関連があるものではないため、勤務時間中に実施するか否か、賃金の支払いをするか否かは労使間の協議によるものとされています。しかし労働者の健康は事業の運営には不可欠であるため、誰もが積極的に受診するように、できるだけ勤務時間内に有給で受診させるべきでしょう。

表1　一般健康診断の主な種類

●**雇入時の健康診断**
　雇い入れ時に実施する。労働者が3カ月以内に実施した健康診断結果を提示した場合は、省略することも可能。
●**定期健康診断**
　1年以内に1回は必ず実施しなければならない。ただし、健康診断を実施すべき時期に、育児休業や療養などにより休業中の場合は実施しなくても差し支えない。休業終了後に速やかに実施すればよいとされている。
●**特定業務従事者健康診断**
　深夜業（夜勤）などの特定業務に従事する労働者には、6カ月以内に1回、定期的に健康診断を行うことが義務づけられている。

　これに対し「特定業務従事者健康診断」は、業務の遂行のために実施しなければならない健康診断であることから、健康診断の受診に要する時間は労働時間であり、賃金も当然支払うことになります。

健康診断の結果の通知と報告義務

　健康診断の実施とその後の手順は次ページ**図3**の通りです。

　健康診断の結果は本人に通知する義務があります。労働者は健康診断結果をしっかりと確認し、生活習慣の改善を行い、病気の予防に努めることが大事です。労働者が「有所見者」と判断された場合は、事業者は就業上の措置の必要性について医師などに意見を聞き、就業場所の変更や作業の転換、労働時間の短縮、深夜業の回数の減少などの適切な措置を講じることになります。

　常時50人以上の労働者を使用する事業場においては、健康診断の結果を労働基準監督署へ報告する義務も負っています。さらに、「高齢者の医療の確保に関する法律」第27条により、保険者（協会けんぽなど）から40歳以上の労働者の定期健康診断などの結果を求められた場合は提供しなければなりません。なお、40歳未満の労働者の定期健康診断などの結果提出は法律では定められていませんが、これらのデータは保険者において効果的な病気の予防・健康づくり・重症化予防に向けて活用されるとのことなので、できるだけ協力したいものです。

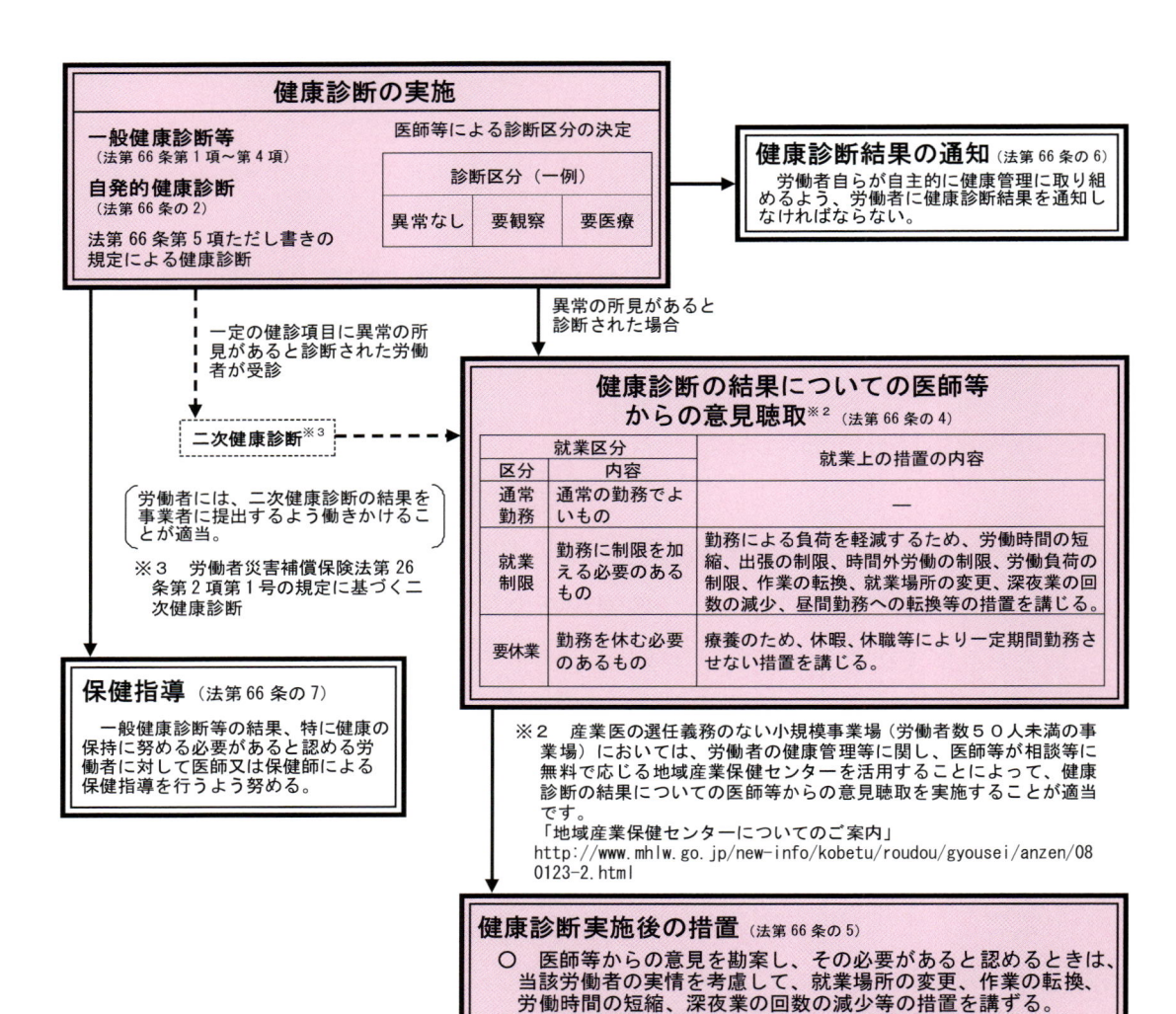

図3 健康診断の実施とその後の手順など[4]

引用・参考文献

1）厚生労働省. 業務上疾病発生状況等調査（令和5年）. 第7表 定期健康診断実施結果（年次別）.
https://www.mhlw.go.jp/stf/newpage_42739.html（2024年12月閲覧）

2）厚生労働省. ストレスチェック制度導入マニュアル. 2.
https://www.mhlw.go.jp/bunya/roudoukijun/anzeneisei12/pdf/150709-1.pdf（2024年12月閲覧）

3）厚生労働省. 事業者の皆さまへ パートタイム労働者の健康診断を実施しましょう‼. 4.
https://www.lcgjapan.com/pdf/lb09094.pdf?2227（2024年12月閲覧）

4）厚生労働省ほか. 労働安全衛生法に基づく健康診断実施後の措置について. 2.
https://www.mhlw.go.jp/new-info/kobetu/roudou/gyousei/anzen/dl/100331-1a.pdf（2024年12月閲覧）

ストレスチェック制度と
健康診断Q&A

福島通子社会保険労務士事務所 代表　福島 通子

ストレスチェック制度編

Q **ストレスチェックはなぜやるのですか？　また、すべての医療機関が対象となりますか？**

A　2014 年に「労働安全衛生法」が改正され、2015 年から常時 50 人以上の労働者がいる事業場（人数のカウントは事業場ごと）では、年に 1 回のストレスチェックが義務化されました。当分の間、50 人未満の事業場は努力義務となっています。

　ストレスチェックは、労働者が、自分のストレスがどのような状態にあるのかを知って、ストレスをためすぎないように対処したり、「高ストレス者」と判断された場合は医師の面接を受けて助言をもらったり、職場でさまざまな措置を取ってもらうことによって、うつなどのメンタルヘルス不調を未然に防止するためのものです。ただし、メンタルヘルスに関する情報はきわめて機微性の高いものであり、すでに不調をきたしている者にとってはストレスチェック自体が心理的負荷になりかねないため、一律に受検を義務づける規定とはなっていません。よって受検は義務ではありませんが、できるだけすべての労働者が受検することが望ましいとされています。

Q **ストレスチェックをかかりつけ医で受検してもよいでしょうか？**

A　健康診断とは異なり、ストレスチェックは事業者が指定した実施者以外で受検することはできません。

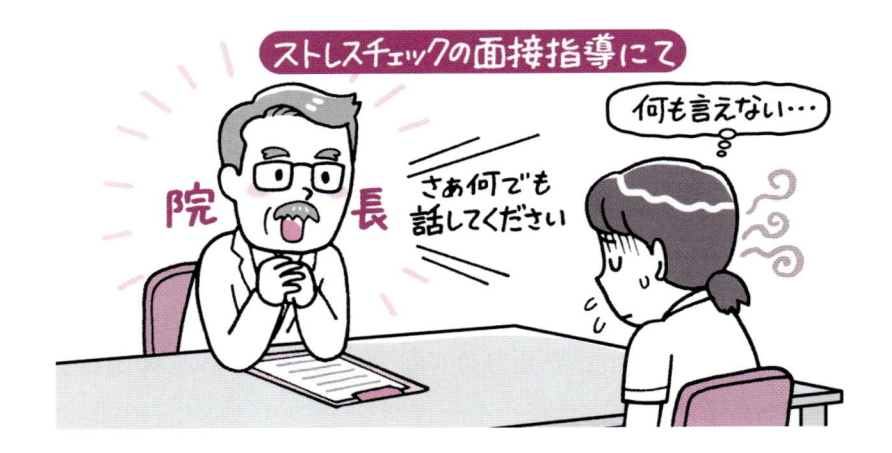

Q 病院長がストレスチェックの実施者になれますか？ また、面接指導はできますか？

A 人事権を持つ者が実施者になることはできません。ほかの医師、保健師、または一定の研修を受けた歯科医師、看護師、精神保健福祉士、公認心理師から実施者を選んでください。面接指導に関しては医師であれば制限はありませんが、病院長が面接指導をすることで労働者が正直に申し出ることができなくなってしまうなど、制度の趣旨に合わないことが想定されます。面接指導は別の医師に担当してもらうのがよいでしょう。

Q ストレスチェックの受検勧奨は、どのくらいの頻度で行うのが妥当でしょうか？

A 受検勧奨の方法や頻度はそれぞれの事業場で検討して決めることになります。ストレスチェックの受検の有無については個人情報ではないため、誰が未受検であるかの確認をして受検勧奨をすることは可能です。ただし、就業規則などで受検を義務づけ、受検しないことを事由として不利益な取り扱いをするなど、結果的に受検を強要することがないようにしなければなりません。

Q 「高ストレス者」と判断されたら、その後はどのような流れになりますか？

A 多くの職場では厚生労働省が提供している「職業性ストレス簡易調査票」を使用して、「心身のストレス反応」「仕事のストレス要因」「周囲のサポート」に関する質問をし、回答結果を点数化してストレス度合いを判定しています。この評価点数の合計が高いなどの評価基準により「高ストレス者」として選定され、医師の面接指導が必要と判断された場合は直接本人に通知されます。

　高ストレス者に対する面接指導は、労働安全衛生法第66条の10、第3項の規定（**表1**）によるもので、過労やストレスを背景とする労働者の脳・心臓疾患やメンタルヘルス不調を未然に防止することを目的としています。本人からの申し出を受けて面接指導を実施することにはなりますが、できるだけ面接指導を受けてもらえるよう勧奨することも大事です。

　面接指導では、勤務の状況、心理的な負担の状況、心身の健康状態などをヒアリングし、総合評価を行います。その後、医師による就業上の措置にかかる意見書が出されます。面接指導の結果は、本人の同意なしに職場に送られることはありません。しかし職場において何らかの措置が必要であると判断される場合もあるので、あらかじめ職場への通知に同意を得ておいて、結果を共有したうえで、業務上の措置（時間外労働の制限または禁止、就業時間の制限、就業の禁止、休養の指示など）を検討するとよいでしょう。

表1　労働安全衛生法　第66条の10 第3項

> 第66条の10
> 3　事業者は、前項の規定による通知を受けた労働者であって、心理的な負担の程度が労働者の健康の保持を考慮して厚生労働省令で定める要件に該当するものが医師による面接指導を受けることを希望する旨を申し出たときは、当該申し出をした労働者に対し、厚生労働省令で定めるところにより、医師による面接指導を行なわなければならない。この場合において、事業者は、労働者が当該申し出をしたことを理由として、当該労働者に対し、不利益な取り扱いをしてはならない。

Q **面接指導はリモートでもよいのでしょうか？**

A 面接指導は、原則として対面で実施することになっています。対象者とのやりとりや様子（表情、しぐさ、話し方、声色など）からも疲労やストレスの状況、心身の状況などが把握できるからです。一方、情報通信機器を用いても対象者の状況が十分に把握でき、必要な指導ができる状況であれば、遠隔での実施も違法ではないとされています。

情報通信機器による面接指導を実施する場合には、事業場の産業医もしくは過去1年以上、事業場の健康管理に関する業務を担当している医師が面接指導をすることなどに加え、情報通信機器に関しても、相互に表情、顔色、しぐさ、声などを確認できるものであることなどの要件があります。事業場の衛生委員会などで調査審議を行ったうえで事前に対象者に周知し、対象者のプライバシーに十分配慮したうえで実施してください。

Q **ストレス対処法としては、どのような指導がなされるのでしょうか？**

A 主に、行動や考え方の工夫、リラクゼーション、相談といった方法により対処します。たとえば認知行動療法の一つである問題解決技法として、ストレスの原因となる問題を分解して優先順位をつけ、対処していく方法があります。そのほか、仕事で失敗したときなどは過度に自分のせいにせず、別の視点から眺め直すことを助言することもあります。さらに腹式呼吸やアロマテラピーなどのリラックス方法を試してみることを勧める場合もあります。また、周囲に相談しサポートを求めることも有効であるため、信頼できる人に相談してみることも助言します。うつ病のサインについての情報提供なども行います。仕事や日常生活に支障が出ているようであれば、職場の産業医や保健師、専門医などに相談するよう指導することもあります。

Q 労働者がストレスチェックの結果を提供することに同意せず、面接指導も希望しなかったため、事業者が問題の把握ができないうちに労働者がメンタルヘルス不調となった場合、使用者（直属の上司を含む）や産業医の安全配慮義務についてはどうなるのでしょうか？

A ストレスチェックの結果は本人の同意がない限りは事業者に提供されないため、結果が事業者に提供されず就業上の措置が講じられなかったとしても、使用者や産業医個人の責任が問われるものではありません。しかし、労働者のストレスの状態やメンタルヘルス不調の兆しはストレスチェック以外でも把握できるので、ストレスチェックの結果が把握できなかったことを理由にメンタルヘルスに関する安全配慮義務を免れるわけではありません。たとえ本人が面接指導を希望しなかったとしても、通常の産業保健活動において相談対応などは可能であるため、その一環として面接を受けるように勧奨することはできます。

健康診断編

Q なぜ健康診断を実施しなければならないのでしょうか？

A 労働安全衛生法第 66 条（**表 2**）に基づき、事業者は健康診断を実施しなければならず、また「労働安全衛生規則」第 44 条（**表 3**）により、事業者は常時使用する労働者に対して 1 年以内ごとに 1 回、定期的に健康診断を実施する必要があります。そして労働者には受診義務があります。違反した場合は罰金など

表2 労働安全衛生法　第 66 条

> 第 66 条　事業者は、労働者に対し、厚生労働省令で定めるところにより、医師による健康診断（略）を行わなければならない。

表3 労働安全衛生規則　第 44 条

> 第 44 条　事業者は、常時使用する労働者（略）に対し、1 年以内ごとに 1 回、定期に、次の項目について医師による健康診断を行わなければならない。（※項目略）

の罰則規定がありますが、法律で規定されているからということではなく、健康診断は脳・心臓疾患の発症の防止や生活習慣病などの悪化防止を図り、労働者に健康に働いてもらうためのものです。早期発見し、被害を最小限にするためのものだということを理解して、実施しましょう。

Q 忙しくて健康診断を受ける時間が取れないのですが、どうしても受けないといけないのでしょうか？　また、自身の休日に受診しなければならない場合、その時間や賃金はどのような扱いになるのでしょうか？

A 事業者は労働者が健康診断を受けられるように配慮すべきです。勤務シフトなどに健康診断日を明記するとスムーズな受診につながるでしょう。事業者が指定する医師以外による健康診断（医師選択の自由）も認められているため、労働者自身が医師を選択して健康診断を受け、その結果を事業者に提出する方法でも構いません。できるだけ所定労働時間内に実施するのがよいでしょう。

定期健康診断は、業務との関連で行われる特定業務従事者健康診断ではないものの、業務の円滑な実施には労働者の健康が不可欠です。そのため、労働者が自身の休日に受診せざるを得なかった場合は、健康診断に要した時間を労働時間として算定し、その時間分を賃金として支払うのが望ましいとされています。

Q 夜勤業務にも従事するため、年に2回健康診断を受けるように言われましたが、事務職などは1回しか受けていないようです。健康診断は職種で受診回数などが違うのでしょうか？

A 深夜業などの特定業務に従事する労働者に対しては、その業務への配置換えのタイミングおよび6カ月以内ごとに1回、健康診断を実施する必要があります。第4章-1（156ページ）でも説明しましたが、健康診断には、「雇入時の健康診断」のほか、労働安全衛生規則第44条による「定期健康診断」と、同第45条（**表4**）による「特定業務従事者健康診断」があるので、必ず受診するようにしましょう。

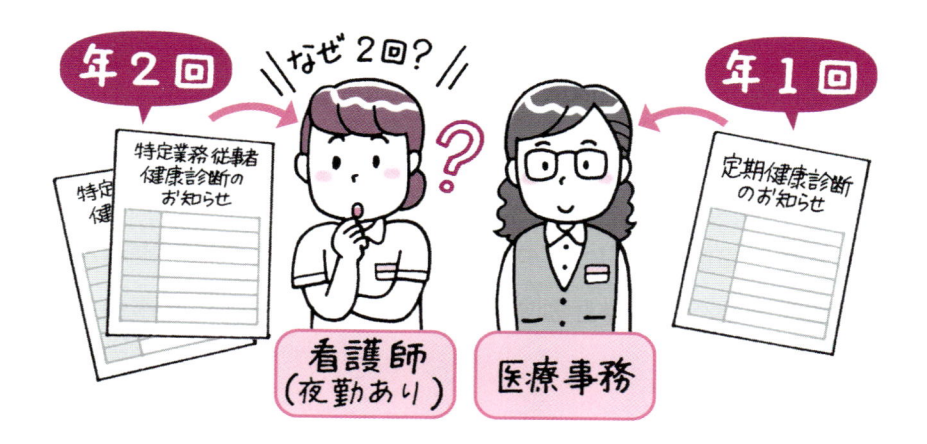

表4 労働安全衛生規則　第 45 条

> 第 45 条　事業者は、第 13 条第 1 項第 3 号に掲げる業務に常時従事する労働者に対し、当該業務への配置替えの際および 6 月以内ごとに 1 回、定期に、第 44 条第 1 項各号に掲げる項目について医師による健康診断を行わなければならない。（略）

Q 定期健康診断の結果、「有所見者」と判断された場合はどうなるのでしょうか？

A 　「有所見者」の定義は事業者が決めることができます。仕事や業務などに影響が出る可能性が高く、治療や医療を必要とする程度の者を有所見者とすることが多く、具体的には「要経過観察」「要再検査」「要精密検査」「要治療」とされた者としていることが多いようです。

　定期健康診断の結果、異常の所見があると診断された場合は、健康診断個人票の「医師の意見欄」に当該意見が記載されることになっています。健康診断が行われた日から 3 カ月以内に事業者は医師から意見を聞き、通常勤務でよいか、勤務に制限を加える必要があるか（就業制限）、勤務を休む必要があるか（要休業）の 3 つの区分で就業上の措置の内容を検討します。就業制限や休業の必要があるとの意見が出た場合は、一般的には事業場の衛生委員会などで検討し、労働者からの意見聴取を経て措置が決定されるという流れになります。

Q 二次健康診断（健康診断の再検査）の通知があった場合は、どうしたらよいのでしょうか？

A 二次健康診断とは、「二次健康診断等給付」という労災保険の一つです（第2章-6「労災保険」104ページも参照）。脳・心臓疾患の予防を図るため、事業者・労働者のいずれの負担もなく、検査・保健指導が受けられる仕組みになっています。定期健康診断で、血圧検査・血中脂質検査・血糖検査・腹囲の検査またはBMI（肥満度）の測定のすべての項目に「異常の所見」がある場合、二次健康診断等給付を受けることができます。対象者は、脳・心臓疾患の症状を有していない者です。

受診方法は、「二次健康診断等給付請求書」に必要事項を記入し、事業者の証明を受けて、受診する病院に提出します。定期健康診断の受診日から3カ月以内に行います。二次健康診断を受けさせることは事業者の義務ではないものの、「健康診断結果に基づき事業者が講ずべき措置に関する指針」[1]においても、対象となる労働者を把握して、二次健康診断の受診を勧奨することや、二次健康診断の結果を事業者に提出するよう働きかけることが適当であるとされています。

Q 個人的に人間ドックを受けた労働者に、健康診断を実施する必要はありますか？

A 人間ドックで実施した項目と重複する項目については、実施する必要はありません。労働安全衛生法で定める項目で実施されていない項目があれば、その項目については受診が必要です。また、このような場合、労働者は人間ドックの結果の写しを事業者に提供しなければなりません。

引用・参考文献 ◇◇

1）厚生労働省．健康診断結果に基づき事業者が講ずべき措置に関する指針．2.
　https://www.mhlw.go.jp/hourei/doc/kouji/K170417K0020.pdf（2024年12月閲覧）
2）厚生労働省．労災保険二次健康診断等給付．
　https://www.mhlw.go.jp/stf/newpage_05927.html（2024年12月閲覧）

3

パワーハラスメントに関する制度

福島通子社会保険労務士事務所 代表　**福島 通子**

- 職場におけるパワハラ防止については、事業主・労働者双方に責務がある
- 職場におけるパワハラとは、①優越的な関係を背景とした言動であって、②業務上必要かつ相当な範囲を超えたものにより、③労働者の就業環境が害されるものであり、この3つの要素をすべて満たすものをいう
- パワハラの予防には、コミュニケーションの取り方が大きく関わってくる

パワハラに関する事業主と労働者の責務

　「労働施策総合推進法」（労働施策の総合的な推進並びに労働者の雇用の安定及び職業生活の充実等に関する法律）の改正により、職場におけるパワーハラスメント（以下、パワハラ）対策が、2020年6月からは大企業において、2022年4月からは中小企業においても義務化されています。職場におけるパワハラ防止のための雇用管理上の措置義務や、パワハラに関する事業主・労働者の責務は同法により明確化されています。

　事業主は、職場におけるパワハラ防止のために、パワハラを行ってはならない旨の方針を明確化し、研修などにより労働者に周知・啓発したうえで、相談体制の整備を行い、パワハラがあるとの相談を受けた場合は迅速かつ適切な対応をとらなければなりません。具体的には、①事実関係を正確に確認し、②被害者のための措置および行為者に対する措置を適正に行い、③再発防止に向けた措置を講ずることになります。「適正な措置」の例としては、被害者と行為者間の関係改善に向けての援助、引き離すための配置転換、行為者の謝罪、被害者の労働条件上の回復、メン

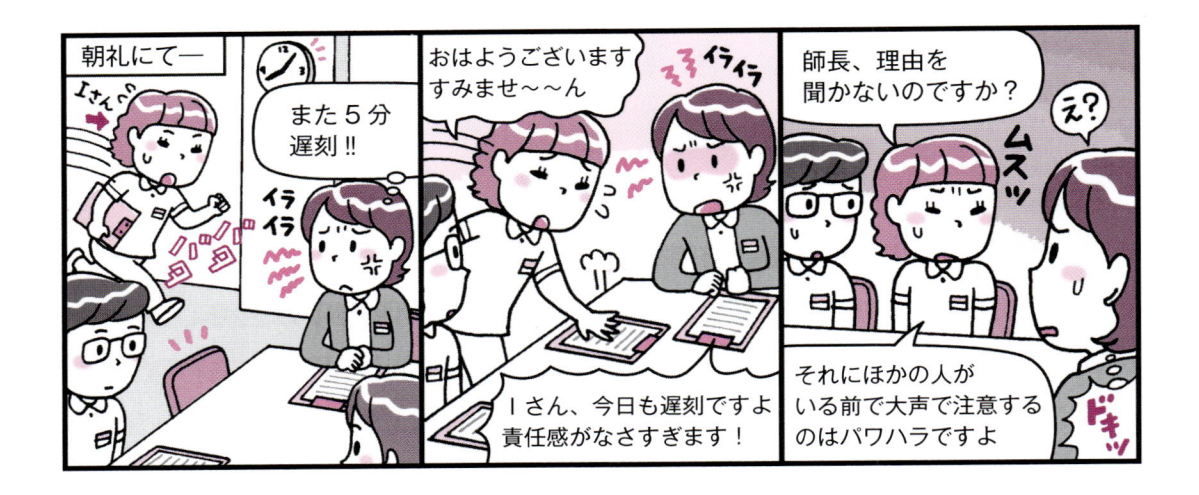

タルヘルス不調に対する相談など多岐にわたりますが、被害者に対する配慮が最優先となるのは当然のことです。また、プライバシーを保護するための措置が必要であることは言うまでもありません。相談したことなどを理由として不利益な取り扱いもしてはなりません。これらは就業規則などで規定しておきましょう。

　労働者にも、パワハラに関して理解を深め、ほかの労働者に対する言動に注意を払い、事業主が行う必要な措置に協力する責務があります。あらかじめマニュアルなどで、誰（あるいはどの部署）が相談対応をするのかであったり、相談を受けた場合の具体的な対応の流れなどを定めておき、全職員を対象とした階層別の研修を行っておくとよいでしょう。

職場におけるパワハラの定義と類型

　職場におけるパワハラとは、①優越的な関係を背景とした言動であって、②業務上必要かつ相当な範囲を超えたものにより、③労働者の就業環境が害されるもの（心身に苦痛を与えるもの）であり、この3つの要素をすべて満たすものをいいます。それぞれの具体的な内容は**表1**の通りです。業務上必要かつ相当な範囲で行われる指示や指導は、パワハラには該当しません。

表1　職場におけるパワハラの３要素と具体的な内容[1]

職場における パワハラの３要素	具体的な内容
①優越的な関係を背景 とした言動	○当該事業主の業務を遂行するにあたって、当該言動を受ける労働者が行為者に対して抵抗または拒絶することができない蓋然性が高い関係を背景として行われるもの （例） ・職務上の地位が上位の者による言動 ・同僚または部下による言動で、当該言動を行う者が業務上必要な知識や豊富な経験を有しており、当該者の協力を得なければ業務の円滑な遂行を行うことが困難であるもの ・同僚または部下からの集団による行為で、これに抵抗または拒絶することが困難であるもの　など
②業務上必要かつ相当 な範囲を超えた言動	○社会通念に照らし、当該言動が明らかに当該事業主の業務上必要性がない、またはその態様が相当でないもの
③労働者の就業環境が 害される	○当該言動により労働者が身体的または精神的に苦痛を与えられ、労働者の就業環境が不快なものとなったため、能力の発揮に重大な悪影響が生じるなど、当該労働者が就業するうえで看過できない程度の支障が生じること ○この判断にあたっては、「平均的な労働者の感じ方」、すなわち、同様の状況で当該言動を受けた場合に、社会一般の労働者が、就業するうえで看過できない程度の支障が生じたと感じるような言動であるかどうかを基準とすることが適当

また、パワハラには主に次の６つの代表的な言動の類型があります。

▷１．身体的な攻撃（暴行・傷害など）

　たとえば、何度注意しても改善が見られない職員に対し、一定程度強く注意してもパワハラには該当しません。この"一定程度"がどのくらいなのか判断に迷うところですが、口頭での注意が前提であるため、口頭注意だけでなく暴力をふるえば、一定程度の範囲を超えた言動となります。

▷２．精神的な攻撃（暴言・名誉棄損・侮辱など）

　ほかの職員がいる前で暴言を吐くことや、複数人にあてて一個人を罵倒するような内容をメールなどで送ること、SNSで誹謗中傷することなどが該当します。これを見聞きしたほかの職員も当然、嫌な気持ちになるので、就業環境が害されることにもつながります。

▷３．人間関係からの切り離し（隔離・無視など）

　一人別室に隔離する、無視を続けるなどが該当します。たとえば、コミュニケー

ションが非常にとりづらい職員がいたとしても、少なくとも業務上のコミュニケーションはとらなければなりません。それすら放棄すれば、パワハラと判断されることになります。

▷ **4. 過大な要求（大量の仕事を押しつける・無駄な業務の強要など）**

大量の業務を期限内に処理するように厳命したり、業務とは無関係の私的な雑用を命じたりすることが該当します。また、急ぎではない業務のために残業を命じることも、業務上必要かつ相当な範囲を超える嫌がらせと判断される場合があります。

▷ **5. 過小な要求（程度の低い仕事を命じる・仕事を与えないなど）**

能力や経験とかけ離れた程度の低い仕事しか命じないことや、能力があるのに嫌がらせのために仕事を与えないことなどが該当します。

▷ **6. 個の侵害（私的なことに過度に立ち入ること）**

職場外でも継続的に監視する、プライベートについてしつこく聞く、性的指向・性自認や病歴などの個人情報について本人の了解を得ずに暴露するなど、業務に関連しない私的なことへの立ち入りは慎まなければなりません。

厚生労働省都道府県労働局が、これらの6つの代表的な言動の類型について、パワハラに該当すると考えられる例・該当しないと考えられる例を提示しているので、参考にしてください（**表2**）。

医療現場では、業務の緊急性・重要性から突発的に強い言葉が出てしまいがちですが、もしハラスメントにつながりそうな言葉を発してしまったらすぐに撤回して、指導の意図をきちんと説明しましょう。

パワハラ予防のために意識したいこと

パワハラの予防には、コミュニケーションの取り方が大きく関わってきます。自分も相手も尊重しながら、言うべきことがしっかり伝わるコミュニケーションを心がけましょう。たとえば次のようなことを意識すると、予防効果があります。

表2　職場におけるパワハラに該当すると考えられる例／該当しないと考えられる例[2]

代表的な言動の類型	該当すると考えられる例	該当しないと考えられる例
1.　身体的な攻撃 （暴行・傷害）	①殴打、足蹴りを行う ②相手に物を投げつける	①誤ってぶつかる
2.　精神的な攻撃 （脅迫・名誉棄損・侮辱・ひどい暴言）	①人格を否定するような言動を行う。相手の性的指向・性自認に関する侮辱的な言動を含む ②業務の遂行に関する必要以上に長時間にわたる厳しい叱責を繰り返し行う ③ほかの労働者の面前における大声での威圧的な叱責を繰り返し行う ④相手の能力を否定し、罵倒するような内容の電子メールなどを当該相手を含む複数の労働者宛てに送信する	①遅刻など社会的ルールを欠いた言動が見られ、再三注意してもそれが改善されない労働者に対して一定程度強く注意をする ②その企業の業務の内容や性質などに照らして重大な問題行動を行った労働者に対して、一定程度強く注意をする
3.　人間関係からの切り離し （隔離・仲間外し・無視）	①自身の意に沿わない労働者に対して、仕事を外し、長期間にわたり、別室に隔離したり、自宅研修させたりする ②一人の労働者に対して同僚が集団で無視をし、職場で孤立させる	①新規に採用した労働者を育成するために短期間集中的に別室で研修などの教育を実施する ②懲戒規定に基づき処分を受けた労働者に対し、通常の業務に復帰させるために、その前に、一時的に別室で必要な研修を受けさせる
4.　過大な要求 （業務上明らかに不要なことや遂行不可能なことの強制・仕事の妨害）	①長期間にわたる、肉体的苦痛を伴う過酷な環境下での勤務に直接関係のない作業を命ずる ②新卒採用者に対し、必要な教育を行わないまま到底対応できないレベルの業績目標を課し、達成できなかったことに対し厳しく叱責する ③労働者に業務とは関係のない私的な雑用の処理を強制的に行わせる	①労働者を育成するために現状よりも少し高いレベルの業務を任せる ②業務の繁忙期に、業務上の必要性から、当該業務の担当者に通常時よりも一定程度多い業務の処理を任せる
5.　過小な要求 （業務上の合理性なく能力や経験とかけ離れた程度の低い仕事を命じることや仕事を与えないこと）	①管理職である労働者を退職させるため、誰でも遂行可能な業務を行わせる ②気にいらない労働者に対して嫌がらせのために仕事を与えない	①労働者の能力に応じて、一定程度業務内容や業務量を軽減する
6.　個の侵害 （私的なことに過度に立ち入ること）	①労働者を職場外でも継続的に監視したり、私物の写真撮影をしたりする ②労働者の性的指向・性自認や病歴、不妊治療などの機微な個人情報について、当該労働者の了解を得ずにほかの労働者に暴露する	①労働者への配慮を目的として、労働者の家族の状況などについてヒアリングを行う ②労働者の了解を得て、当該労働者の機微な個人情報（左記）について、必要な範囲で人事労務部門の担当者に伝達し、配慮を促す

★プライバシー保護の観点から、機微な個人情報を暴露することのないよう、労働者に周知・啓発するなどの措置を講じることが必要

▷ 人前では叱らない

大勢の前で叱ることで相手が自尊心やプライドを傷つけられたと感じたら、たとえどんなに正しいことを言ったとしても、相手はショックで何を言われたのか理解できないでしょう。注意したいことがあれば、場所を考えて当事者のみに話すようにします。

▷ 人によって態度を変えない

話をするときに好き嫌いによって言動に差をつけることや、相手により対応が異なることは、信頼を失う原因の一つです。よい人間関係や職場環境を維持するには、平等に接する姿勢が不可欠です。

▷ 怒りの言葉は言わない

感情に任せて怒りの言葉を発したり、ネガティブな発言を繰り返していると、周囲のモチベーションを下げ、就業環境を悪化させます。また、言った本人の品位を下げ、周囲から負の印象を持たれる原因にもなります。アンガーマネジメントなどを意識し、感情的にならない訓練をすることが有効です。

▷ 明確な言葉や数値で伝える

たとえば「あと少し待って」ではなく、「あと10分待って」など、双方が同じ認識を持てる指示の仕方を徹底すると誤解が少なくなります。

▷ 柔らかに穏やかに話す

たとえ厳しい内容の注意でも、柔らかな表情や口調で伝えると受け入れてもらえるものです。常日頃から柔らかに穏やかに話すことを意識しておくと、自然にそうした表情や声が出てきます。

パワハラに限らず、さまざまなハラスメントは単独ではなく複合的に起こることも少なくありません。気づかずにハラスメント行為を行っている可能性は誰にでもあるため、立場にかかわらず、日頃から自身の言動には気をつけましょう。ハラスメントは個人を傷つけるだけでなく、職員の能力を引き出す妨げになり、職場の秩序の乱れや業務への支障を生じさせ、優秀な人材を失うことにもつながります。ハ

ラスメントは起こらないことが理想的ですが、起こってしまった場合に、速やかに一元的に相談対応できる体制を整えておくことで、職場内のハラスメントの背景・原因を見出すことや解消に有効だと考えます。

引用・参考文献

1）厚生労働省 都道府県労働局 雇用環境・均等部（室）. 2020年（令和2年）6月1日より、職場におけるハラスメント防止対策が強化されました！. 2020年10月. 1.
　https://www.mhlw.go.jp/content/11900000/000683138.pdf（2024年12月閲覧）
2）前掲書1. 2.

索 引

あ行

育休復帰支援プラン …………… 109、124
育児休業（育休） ……………… 108、114
育児休業給付 …………… 62、67、78
育児休業給付金 ………… 16、78、114
育児時間 …………………………… 116
育児時短就業給付 ………… 84、117
移送費 ……………………………… 42
遺族（補償）等給付 ……………… 103
一般被保険者に対する求職者給付 ……… 68
医療保険 …………………… 14、15

か行

介護休暇 …………………………… 133
介護休業 ……………… 11、132、134
介護休業給付 ……………… 61、74
介護休業給付金 ………… 16、75、133
介護サービス …………… 136、137
介護保険 ………… 14、16、135
介護保険第2号被保険者 ………… 28、135
介護保険料 ……………… 25、28
介護保険料率 ……………………… 28
介護（補償）等給付 ……………… 103
介護離職防止のための雇用環境整備 …… 139
確定申告 …………………………… 45
家族移送費 ………………………… 42
家族出産育児一時金 ……………… 43
家族訪問看護療養費 ……………… 36
家族埋葬料 ………………………… 44
家族療養費 ………… 32、34、36、37
患者申出療養 ……………… 34、36
基本手当 ………………… 16、68
基本手当日額 ……………………… 69
基本利用料 ………………………… 36
休業開始時賃金日額 ……… 76、80
休業（補償）等給付 ……………… 102
求職活動実績 ……………………… 72
求職者給付 ……………… 61、68
給付制限 ………… 53、70、82
教育訓練休暇給付金 ……………… 82
教育訓練給付 ………… 10、62、77
教育訓練給付金 ………… 16、77
狭義の社会保険 …………………… 14
業務起因性 ………………………… 90
業務災害 …………………………… 89
業務上疾病 ………………………… 90
業務遂行性 ………………………… 89
均等割（額） ……………… 50、58
現金給付 …………………………… 101

健康診断 …………………… 155、163
健康保険 …………………… 15、19
健康保険の被扶養者 ……………… 29
健康保険の被保険者 ……………… 23
健康保険の保険給付 ……………… 31
健康保険料 ………… 23、27、28
健康保険料率 ……………………… 24
現物給付 ……………… 32、101
高額介護合算療養費 ……………… 41
高額療養費 ………………………… 37
高額療養費の現物給付化 ………… 40
後期高齢者医療広域連合 ……… 17、55、56
後期高齢者医療制度 ……… 15、21、55
後期高齢者医療制度の保険料 ……… 58
後期高齢者医療制度の保険給付 ……… 59
広義の社会保険 …………………… 14
高ストレス者 ………… 153、159、161
高年齢求職者給付金 ……………… 73
高年齢雇用継続給付 ……… 62、77
高年齢被保険者に対する求職者給付 ……… 73
国民健康保険 ………… 15、20、48
国民健康保険組合 ………………… 50
国民健康保険の被保険者 ………… 50
国民健康保険の保険給付 ………… 51
国民健康保険料 …………………… 50
子の看護休暇 ……………………… 117
子の看護等休暇 …………………… 117
個別周知 …………………………… 119
雇用安定事業 ……………………… 63
雇用継続給付 ……………… 61、74
雇用保険 ………… 14、16、61
雇用保険二事業 …………………… 63
雇用保険の被保険者 ……………… 64
雇用保険の保険給付 ……………… 67
雇用保険被保険者証 ……………… 66
雇用保険料 ………………………… 65
雇用保険料率 ……………………… 65

さ行

再就職手当 ………………………… 74
産前産後休業 ……………………… 111
時間外労働の制限 ………… 117、134
自己負担限度額 ……………… 37、40
資産割 ……………………………… 50
市町村国保 ………………………… 48
失業給付（失業手当） …………… 68
失業等給付 ……………… 63、67
失業の認定 ………………………… 72
社会復帰促進等事業 ……………… 105

社会保険 ……………………………… 14
社会保険診療報酬支払基金 ……………… 33
社会保険料の免除 ………… 111、114、115
就業促進手当 …………………………… 73
就職促進給付 …………………… 63、73
柔軟な働き方を実現するための措置 …… 118
受給期間 ………………………………… 70
受給資格決定日 ………………………… 69
出産育児一時金 ………………… 43、111
出産手当金 ……………………… 44、111
出生後休業支援給付 ………… 83、113、114
出生時育児休業（産後パパ育休）
 ……………… 10、81、113、115、124
出生時育児休業給付金 ……………… 81、113
障害（補償）等給付 …………………… 103
傷病手当金 ………………………… 9、42
傷病（補償）等年金 …………………… 103
賞与 ……………………………………… 27
所定外労働の制限（残業免除）…… 117、133
所定給付日数 ………………… 69、70、74
所定労働時間 …………………………… 23
所定労働時間の短縮等の措置 ………… 134
所定労働日数 …………………………… 23
所得割（額）……………………… 50、59
深夜業の制限 …………………… 118、134
ストレスチェック制度 ………… 153、159
精神障害 ………………………………… 91
世帯合算制度 …………………………… 39
絶対的必要給付 ………………………… 52
選定療養 ………………………………… 34
葬祭料等（葬祭給付）………………… 103
相対的必要給付 ………………… 52、59

た行
待期 ……………………………… 42、69
対象家族 ………………… 75、76、132
多数該当制度 …………………………… 40
短時間勤務制度 ………………………… 117
地域包括支援センター …… 11、136、142
通勤災害 ………………………… 89、95
定期健康診断 …………………… 156、164
特定業務従事者健康診断 ………… 156、164
特定疾病 ………………………………… 40
特定受給資格者 ………………………… 71
特定理由離職者 ………………………… 71
特別加入制度 …………………………… 88
特別療養費 ……………………… 53、59

な行
二次健康診断等給付 …………… 104、166
入院時食事療養費 ……………………… 33
入院時生活療養費 ……………………… 34
任意給付 ………………… 52、53、59
年金保険 ………………………… 14、16
能力開発事業 …………………………… 63

は行
働き方改革 ……………………………… 149
パパ・ママ育休プラス ………… 80、114
パワハラ（パワーハラスメント）……… 167
パワハラの定義と類型 ………………… 168
被保険者 ………………………………… 17
評価療養 ………………………………… 34
被用者保険 ……………………… 15、19
標準賞与額 ……………………………… 27
標準報酬月額 ………… 24、26、38、119
平等割 …………………………………… 50
報酬 ……………………………………… 24
報酬月額 ………………………………… 24
法定給付 ………………………………… 52
訪問看護療養費 ………………………… 36
保険外併用療養費 ……………………… 34
保険者 …………………………………… 17
保険料額表 ……………………… 24、26
母性健康管理措置 ……………………… 116

ま行
埋葬料（埋葬費）……………………… 44
マルチ高年齢被保険者 ………… 64、73
みなし被保険者期間 …………… 75、80、81

や行
有所見者 ………………………… 157、165
要介護状態 ……………………………… 132

ら行
労災（労働災害）……………… 22、86
労災保険 ……………… 10、14、16、86
労災保険の被保険者 …………………… 88
労災保険の保険給付 …………………… 100
労働保険 ………………………………… 14
療養の給付 ……………………… 32、101
療養の費用の支給 ……………………… 101
療養費 …………………………………… 36
療養（補償）等給付 …………………… 100

●読者のみなさまへ●

このたびは、本増刊をご購読いただき、誠にありがとうございました。ナーシングビジネス編集室では、今後も皆さまのお役に立つ増刊の刊行を目指してまいります。つきましては、本書に関するご感想・ご提案などがございましたら当編集室（nbusiness@medica.co.jp）までお寄せくださいますよう、お願い申し上げます。

Nursing BUSINESS　チームケア時代を拓く 看護マネジメント力UPマガジン　2025年春季増刊（通巻264号）

「患者」と「スタッフ」を支える制度やさしく解説BOOK
社会保険制度・キャリア支援制度・健康支援制度

2025年3月5日発行

定価（本体2,800円+税）

ISBN978-4-8404-8704-7
乱丁・落丁がありましたら、お取り替えいたします。
無断転載を禁ず。

Printed and bound in Japan

売上の一部は、各種団体への寄付を通じて、社会貢献活動に活用されています。

著　　　　　根岸 有／福田 憲行／福島 通子／黒田 ちはる
発行人　　　長谷川 翔
編集担当　　稲垣賀恵／利根川智恵
編集協力　　佐藤可奈子
DTP　　　　日経印刷株式会社
本文・表紙デザイン　株式会社アクティナワークス
本文イラスト　岡澤香寿美

発行所　　　株式会社メディカ出版
　　　　　　〒532-8588 大阪市淀川区宮原3-4-30
　　　　　　ニッセイ新大阪ビル16F
　　　　　　編集　TEL 03-5777-2288
　　　　　　お客様センター　TEL 0120-276-115

広告窓口／総広告代理店　株式会社メディカ・アド
　　　　　　TEL 03-5776-1853

URL https://www.medica.co.jp/
E-mail nbusiness@medica.co.jp
印刷製本　日経印刷株式会社